JEJUM INTERMITENTE

Perca Peso Com Receitas Da Dieta 5 Por 2

(Adquira Corpo Magro Perfeito E Tenha Estilo De Vida Detox)

Brian Epps

Traduzido por Daniel Heath

Brian Epps

Jejum Intermitente: Perca Peso Com Receitas Da Dieta 5 Por 2 (Adquira Corpo Magro Perfeito E Tenha Estilo De Vida Detox)

ISBN 978-1-989837-43-6

Termos e Condições

De modo nenhum é permitido reproduzir, duplicar ou até mesmo transmitir qualquer parte deste documento em meios eletrônicos ou impressos. A gravação desta publicação é estritamente proibida e qualquer armazenamento deste documento não é permitido, a menos que haja permissão por escrito do editor. Todos os direitos são reservados.

As informações fornecidas neste documento são declaradas verdadeiras e consistentes, na medida em que qualquer responsabilidade, em termos de desatenção ou de outra forma, por qualquer uso ou abuso de quaisquer políticas, processos ou instruções contidas, é de responsabilidade exclusiva e pessoal do leitor destinatário. Sob nenhuma circunstância qualquer, responsabilidade legal ou culpa será imposta ao editor por qualquer reparação, dano ou perda monetária devida às informações aqui contidas, direta ou indiretamente. Os respectivos autores são proprietários de todos os direitos autorais não detidos pelo editor.

Aviso Legal:

Este livro é protegido por direitos autorais. Ele é designado exclusivamente para uso pessoal. Você não pode alterar, distribuir, vender, usar, citar ou parafrasear qualquer parte ou o conteúdo deste ebook sem o consentimento do autor ou proprietário dos direitos autorais. Ações legais poderão ser tomadas caso isso seja violado.

Termos de Responsabilidade:

Observe também que as informações contidas neste documento são apenas para fins educacionais e de entretenimento. Todo esforço foi feito para fornecer informações completas precisas, atualizadas e confiáveis. Nenhuma garantia de qualquer tipo é expressa ou mesmo implícita. Os leitores reconhecem que o autor não está envolvido na prestação de aconselhamento jurídico, financeiro, médico ou profissional.

Ao ler este documento, o leitor concorda que sob nenhuma circunstância somos responsáveis por quaisquer perdas, diretas ou indiretas, que venham a ocorrer como resultado do uso de informações contidas neste documento, incluindo, mas não limitado a, erros, omissões, ou imprecisões.

Índice

Parte 1

Introdução

Existe uma grande diferença entre jejum intermitente e passar fome. Enquanto a fome é involuntária, devido à ausência de comida, o jejum intermitente é voluntário. É o ato de, voluntáriamente, reter a comida por motivos de saúde, motivos espirituais oupor quaisquer outros motivos.

Neste caso, a comida está disponível, se for essa a sua opção.O jejum intermitente pode ser adotado por umas horas, por alguns dias ou até mesmo por uma semana.Pode iniciá-lo quando quiser, e pode por-lhe fim quando bem entender.Pode entrar no jejum intermitente a qualquer momento, por qualquer motivo, ou mesmo sem um motivo concreto.

O jejum intermitente não tem uma duração padrão ou específica, uma vez que apenas consiste em privar-se de comer. Assim sendo, em qualquer momento em que não esteja a ingerir comida no seu corpo físico, estará a jejuar. Pode também saltar todos os pequenos almoços, todos os almoços ou todos os jantares. Pode comer de 2 em 2 dias ou passar uma semana inteira sem comer. Pode considerar o jejum intermitente como sendo uma rotina regular ou como fazendo parte da sua vida diária.

Este livro, <u>"Jejum Intermitente: Queime Gordura, Perca peso e sinta-se bem!</u> vai oferecer-lhe orientação sobre como seguir o jejum intermitente, e apresentar-lhe factos relacionados com isso. Deste modo, poderá entender perfeitamente este assunto, bem como os seus benefícios.

Além disso, incluímos 40 receitas fáceis e rápidas que complementam o seu regime de jejum intermitente.

Capítulo 1: Compreender o Jejum Intermitente

Se existe um segredo antigoque precisamos de praticar nos nossos dias para sermos saudáveis, é o jejum intermitente.Foi muito usado pelos nossos ancestrais ao longo da história da humanidade, mas acabou por ser esquecido ao longo da evolução dos tempos modernos.

Contudo, hoje as pessoas estão a redescobrir opoderoso hábito de programar a alimentação.Se for feito corretamente, as pessoas poerão beneficiar imenso do jejum intermitente, para além de economizarem tempo e dinheiro.

O que é o Jejum Intermitente?

O jejum intermitente é um padrão alimentar no qual você deverá gerir a programação da sua alimentação de modo a tirar dela o maior partido.Não é uma dieta que mude o tipo de comida que você come, mas tem como objetivo gerir o seu tempo de comer.

Ao contrário de outras dietas em que tem de consumir um tipo específico de comida, para diminuir a sua ingestão de calorias, com o objetivo de perdergordura, com a dieta do jejum intermitente poderá ter um corpo magro sem fazer uma dieta maluca, nem o habitual corte nos hidratos de carbono. De facto, com o jejum intermitente, você vai manter o seu nível de calorias, e é um modo fantástico de manter a massa muscular e, ao mesmo tempo, conseguir ter uma constituição física mais magra.

Visto que a razão principal para o jejum intermitente é a perda de gordura, então é por aí que vamos começar.

Como Funciona o Jejum Intermitente?

Para entender melhor como funciona o jejum intermitente, vamos começar por ter uma perspetiva clara da diferença entre o estado alimentado e o estado de jejum.

O corpo humano está no estado alimentado quando está em processo de digestão e absorção de comida. Este estado começa, geralmente, quando começamos a comer e vai até ao momento em que o nosso corpo complete a digestão e absorve a comida que ingerimos. Este processo pode durar 3-5 horas.Quando se encontra no estado alimentado, torna-se difícil o seu corpo queimar gordura devido ao elevado nível de insulina.No entanto, após o seu corpo ter absorvido por complete a sua última refeição, o que poderá ser 8-12 horas após a ter ingerido, o seu corpo consegue facilmente queimar gordura, devido à presença de uma baixa quantidade de insulina. Esta estapa é aquela a que chamamos o estado de jejum.

Quando está no estado de jejum, começa a ser queimada gordura que estava inacessível no estado alimentado. É por isso que as pessoas perdem peso com o jejum intermitente, sem alterar a sua dieta, nem aumentar a quantidade de comida que ingerem em cada refeição. O jejum coloca o seu corpo num estado de queima de gordura, o que raramente é possível quando faz as suas refeições num horário normal.

Capítulo 2: Benefícios para a Saúde do Jejum Intermitente

Primeiramente, as pessoas praticam o jejum intermitente para perder peso, por diversos motivos, mas à medida que o número de praticantes foi aumentando, descobriu-se que, além da perda de peso, ele proporciona outros benefícios para a saúde. Eis alguns deles.

O Jejum Intermitente Altera as Células, os Genes e as Funções Hormonais

Quando você faz jejum, há alguns acontecimentos que ocorrem no seu corpo, tais como:

- Os níveis de insulin baixam significativamente para permitir o processo de queima de gordura.

- Os níveis do sangue da hormona de crescimento aumentaram cinco vezes.Quando tem níveis mais elevados de hormonas, você pode ganhar miríades de benefícios para a sua saúde, juntamente com mais músculo e queima de gordura.

- O corpo passa por reparações celulares importantes, tais como a remoção de resíduos das células.
- Há alterações benéficas em vários genes e moléculas relacionados a longevidade e proteção do organismo contra doenças.
- *O jejum intermitente ajuda na perda de peso e da gordura abdominal.*

Geralmente, as pessoas entram no jejum intermitente para perder peso, uma vez que ele vai fazê-las comer menos, ou ingerir menos refeições. Portanto, a menos que compense a perda de refeições comendo mais a seguir ao jejum, é certo que acaba por consumir menos calorias.

O jejum intermitente ajuda a melhorar a função hormonal, para facilitar a perda de peso.É por isso que o jejum a curto prazo ajuda realmente a aumentar o ritmo metabólico em 3,6-14%. Isso ajuda a queimar mais calorias.

As pessoas perderam 4-7% do seu perímetro de cintura.Isto significa que perderam muita gordura abdominal, que é extremamente nociva para a cavidade abdominal e pode levar a algumas doenças graves. Houve também uma análise que mostrou que o jejum intermitente diminui a degeneração muscular, comparado com a restrição contínua de calorias. Tendo tudo isto em consideração, o jejum intermitente pode ser uma ferramenta de perda de peso incrivelmente poderosa. O jejum intermitente ajuda também a ingerir menos calorias, ao mesmo tempo que acelera o seu metabolismo.

O Jejum Intermitente Reduz a Resistência à Insulina Diminuindo o Risco da Diabetes do Tipo 2

O crescimento da taxa da diabetes do tipo 2 na última década é verdadeiramente alarmante, e o aumento do nível de açúcar no sangue dos pacientes é a sua principal característica.A redução do risco da diabetes tem sido sempre a principal preocupação pública, e o jejum intermitente poderá, de algum modo, ser de grande ajuda nesta matéria.

Dado que tudo o que provoca a diminuição da resistência à insulina, baixa também o nível de açúcar no sangue, isso protege igualmente o corpo humano da diabetes do tipo 2.

De acordo com estudos no ser humano, o jejum intermitente reduz o açúcar no sangue em 3-6% e a insulina em 20-31%.

O Intermitente Simplifica o seu Dia

A maior parte do tempo, desde que abrimos os olhos de manhã até ao momento em que os fechamos quando vamos dormir, pensamos em comida.Isto é especialmente verdade para as mães que têm de se ocupar da preparação da comida para toda a família. Preocupam-se com aquilo que vão preparar para cada refeição, e como gerir o orçamento familiar, de forma a poder providenciar a toda a família refeições boas e equilibradas. Frequentemente, o planeamento das refeições, juntamente com a elaboração do orçamento alimentar, provocam-nos stress.

No entanto, ao aderir ao jejum intermitente, vai minimizar o seu stress, enquanto minimiza também as suas atividades e despesas. Ao ter, no mínimo, menos uma refeição para planear, isso significa menos uma refeição, menos uma despesa e menos tempo dispendido na sua preparação.

Com tudo isto, a sua vida vai tornar-se menos ocupada e mais simples.

O Jejum Intermitente Pode Reduzir o Risco de Cancro

Tem havido debates sobre cancro e jejum. Um estudo que envolveu 10 pacientes com cancro concluiu que jejuar antes do tratamento pode reduzir os efeitos secundários da quimioterapia.Outro estudo parece corroborar esta conclusão, mas foi mais focado no jejum diário e sugere que jejuar antes de se submeter a quimioterapia poderá resultar numa eventual maior taxa de sucesso na cura e menor taxa de mortalidade.

Além disso, uma análise mais abrangente de vários estudos sobre jejum e patologia concluiu que jejuar desempenha um papel significativo, não só na redução do cancro, mas também na diminuição das taxas de doenças cardiovasculares.

A maioria das dietas que nos são apresentadas hoje em dia falham, sobretudo devido à nossa incapacidade em adotá-las. Tornam-se num modismo, em vez de se tornaremum estilo de vida, porque não conseguimos segui-las durante muito tempo. Temos um problema com a mudança comportamental, mais do que um problema nutricional.

Com o jejum intermitente, é mais fácil colocá-lo em prática quando se habituar à ideia de que precisa de comer mais de três vezes por dia.Um estudo descobriu que o jejum intermitente é a melhor solução para a perda de peso, principalmente em adultos com problemas de obesidade, referindo que a pessoa consegue facilmente adaptar-se à rotina do jejum intermitente.

De acordo com o Dr. Michael Eades, que tentou o jejum, o jejum intermitente estáem contraste com as dietas.As dietas são fáceis de considerar, mas difíceis de cumprir, enquanto o jejum intermitente, por outro lado, é difícil de considerar mas fácil de cumprir.

Não há dúvida de que o jejum intermitente é difícil de considerar. Quem iria querer passar fome durante 24 horas ou mais?Porém, quando começa a faze-lo, é relativamente mais fácil do que pensava.Vai também libertá-lo de preocupações, uma vez que não precisa de pensar em muitas coisas, como o que comer, onde comer, e se tem dinheiro para gastar.Uma vez que o jejum intermitente pode oferecer-lhe uma vasta gama de benefícios para a sua saúde, sem exigir uma grande mudança no estilo de vida, então dá-lhe também a melhor razão para o experimentar.

O Jejum Intermitente Diminui o Stress Oxidativo e Inflamação Corporal

O stress oxidativo causa envelhecimento prematuro e provoca várias doenças.Traz consigo radicais livres que reagem com proteína e moléculas de ADN, causando danos a essas moléculas.

Um estudo com ratos revelou que o jejum intermitente protege o corpo de danos nos rins, o que é uma das complicações mais graves em pacientes com diabetes. Isso significa que o jejum intermitente protege as pessoas com propensão ao desenvolvimento da diabetes do tipo 2.

Diversos estudos revelaram que o jejum intermitente melhora a resistência do corpo ao stress oxidativo, ajudando igualmente o corpo a combater a inflamação, o que é outro fator importante na ocorrência de todas as espécies de doenças comuns.

O Jejum Intermitente Promove um Coração Saudável

Nos dias de hoje, as doenças cardíacas são consideradas a maior causa de morte em todo o mundo. Está amplamente associada a um risco cardíaco aumentado ou diminuído.

O jejum intermitente deu provas de melhorar vários fatores de risco, incluindo os triglicerídeos do sangue, os níveis de açúcar no sangue, os níveis de colesterol e a tensão arterial.

Mantém o Cérebro Mentalmente Alerta

Um estudo sugere que o jejum intermitente poderá manter-nos mentalmente alerta. Este estudo, publicado em 2005 pela PubMed, revelou que o jejum pode ajudar a aumentar a produção de um fator neurotrófico derivado do cérebro, que é importante na disfunção e degeneração cerebral.

Outro estudo sugere que o jejum intermitente ajuda na prevenção da perda de memória especial e de curto prazo.Também reduz os danos cerebrais e a debilitação das funções.O estudo sugere igualmente que o jejum intermitente diminui a gravidade da doença de Alzheimer. Enquanto continuamos à espera de provas conclusivas, elas sugerem-nos, sem dúvida, boas notícias.

Capítulo 3: Diferentes Métodos de Jejum Intermitente

Se quiser experimentar o jejum intermitente, aqui estão algumas opções para que possa escolher.Experimente uma de cada vez e veja qual a que mais lhe convém.

A melhor forma de começar o seu jejum intermitente é faze-lo uma vez por semana.O jejum ocasional é benéfico, mesmo quando não é usado para reduzir consistentemente as calorias (restrição calórica).

Jejum Intermitente Diário ou *Leangains*

É também conhecido por Método*Leangains*de Jejum Intermitente. Popularizado por Martin Berkhan da Leangains.com, onde fez o seu nome, este método de jejum intermitente é feito diariamente, portanto é fácil fazer do jejum um hábito. Quando está habituado a ter diariamente um horário regular para comer, isso vai funcionar da mesma forma para este tipo de jejum embora, obviamente, a ação seja tomada de um modo contrário.

Com o método *Leangains*, as mulheres deverão fazer jejum durante 14 horas, e os homens durante 16 horas todos os dias, e comer nas outras 8-10 horas Durante o jejum, não deverão ser ingeridas calorias, mas pode beber café preto, água com gás, adoçantes sem calorias e mascar pastilha elástica sem açúcares adicionados.

A maior parte das pessoas que usam o método *Leangains*de jejum intermitente, fazem jejum durante a noite e quebram o seu jejum 6 horas após acordarem. Os atletas e os entusiastas de fitness usam este método, uma vez que têm a hora de comer planeada para poderem complementar os seus treinos, que normalmente são de tarde.

Se fizer parte de um regime de treino, vão pedir-lhe para consumir grandes quantidades de proteína, mas nos dias de treino, deverá aumentar a sua ingestão de calorias antes do seu exercício.Procure alimentos integrais, não processados. Pode comer tudo o que quiser dentro das suas 8-10 horas de tempo de comer, mas certifique-se de não ultrapassar as 3 refeições.

Não importa a que hora do dia decide começar o seu jejum. Pode começar às seis da manhã e parar às duas da tarde.Escolha o horário que for mais conveniente para as suas atividades. Há pessoas que começam de manhã cedo, quando estão habituadas a não tomar o pequeno almoço, enquanto outras começam a seguir ao almoço quando não têm muito que fazer.

Uma desvantagem do método de Jejum *Leangains*,sobretudo para quem não tem problemas de peso, é o facto de ser difícil repor o mesmo número de calorias numa semana, uma vez que salta uma ou duas refeições. Dizendo isto de uma forma simples, vai ser difícil comer refeições maiores com regularidade, o que faz com que acabe por perder peso. Isto é uma vantagem para as pessoas cujo objetivo é perder peso.

Jejum 36/12

Este método de jejum foi popularizado pelo Dr. James Johnson no livro, _The Alternate-Day Diet_ (A dieta em Dias Alternados).

Com este tipo de jejum, comemos de dois em dois dias, e no dia de comer, tem 12 horas para o fazer.

Durante o período de se alimentar, pode começar às 6 horas da manhã na segunda feira e terminar às 6 horas da tarde do mesmo dia. A partir das 6 horas da tarde, não volta a comer até às 6 horas da manhã de quarta feira. Repare que fez 36 horas de jejum. Este método pode ser usado por qualquer pessoa capacitada para fazer jejum.A regra aqui é:

- Fazer jejum durante 36 horas.
- Comer refeições regulares durante as 12 horas em que pode comer.
- _Pode comer tudo o que quiser, mas com moderação._

Jejum 5/2

Este método implica que faça jejum 2 dias por semana e coma normalmente nos outros 5 dias.Foi popularizado por Michael Mosley.

Para ilustrar, pode começar na segunda e na terça comendode modo a não ultrapassar as 500 calorias, e comer as suas refeições normais durante o resto da semana.

O melhor para fazer o seu jejum é começar devagar. Para sua orientação geral:

- 1ª Semana: Jejuar durante 16 horas 2 dias da semana.
- 2ª Semana: Jejuar durante 16 horas 3 dias da semana.
- 3ª Semana: Jejuar durante 18 horas 2 dias da semana.
- *4ª Semana: Jejuar durante 8 horas 3 dias da semana.*

Durante o primeiro mês, à medida que faz isto, tente avaliar a forma como o seu organismo reage. Tome nota do seu humor e também de como isso afeta a sua vida em todos os aspetos. Veja se realmente ajuda.

Coma Pare Coma

Este método de jejum requer que faça jejum durante 24 horas uma ou duas vezes por semana, mas pode consumir bebidas não calóricas.

Após o período de jejum, pode facilmente voltar à sua dieta normal.A ideia é reduzir a ingestão semanal de calorias, sem comprometer a quantidade de comida que tem vontade de comer.

Pode trabalhar para estabilizar num jejum de até 24 horas, mas primeiro tem de trabalhar com base em 12 horas antes de as aumentar.As pessoas que começaram com este tipo de jejum são as que têm um horário muito agitado. Torna-se bastante simples e fácil porque não há restrições nos dias de se alimentar.

Jejuar durante 24 horas pode ser complicado para algumas pessoas e pode, por vezes, causar fadiga, mau humor e dores de cabeça. Pode também causar compulsão alimentar.

Dieta do Guerreiro

Este tipo de jejum foi popularizado por Ori Hofmekler. Consiste em fazer jejum durante a maior parte do dia. As calorias são consumidas pricipalmente à noite. Trata-se de um jejum dividido em 20:4 horas, com 20 horas de jejum e 4 horas para comer.

Quando adere a este tipo de jejum intermitente, não lhe é permitido comer uma grande e satisfatória refeição ao fim do dia.

Este tipo de jejum, que é longo durante o dia, não é fácil porque pode provocar-lhe um nível mais profundo de adaptação à gordura e mais baixo de insulina.Pode também ajudar a melhorar a sensibilidade à insulina. Se conseguir fazer este jejum de 2 em 2 dias, seria equivalente a oito horas de jejum 3 dias por semana ou a 24 horas. A dieta do guerreiro é um jejum parcial durante 20 horas e é considerada "subalimentação". A finalidade da subalimentação é a melhoria da agilidade, o aumento da energia, e estimular a queima de gordura.

Ao longo das 20 horas de jejum, comemos algumas doses de batidos de proteína, frutos de casca dura, ovos cozidos em pequenas porções, fruta e vegetais crus.

Depois de comer e se ainda desejarmos mais, podemos comer carboidratos.

Falha Espontânea de Refeições

Outra opção de jejum é falharmos refeições de vez em quando, quando não temos fome ou quando estamos demasiado ocupados para preparar comida e comê-la. O nosso corpo consegue suportar um longo tempo de jejum, quanto mais saltar uma ou duas refeições de vez em quando. Portanto, se a sua agenda estiver muito cheia, pode jejuar espontaneamente.

Capítulo 4: Precauções de Segurança e Efeitos Secundários

Seguramente, o jejum intermitente não é para todos.se você tiver um histórico de distúrbio alimentar ou se o seu peso estiver abaixo do limite normal de peso, então não deverá fazer jejum sem antes consultar o seu médico.pode ser altamente prejudicial fazer jejum intermitente se sofrer de alguma doença grave.

Estudos com base em experiências feitas com ratos mostramque as fêmeas dos ratos ficam mais magras, fracas e inférteis.embora não se tenham feito experiências destas em humanos, existem vários relatos pessoais de mulheres cujo ciclo menstrual foi interrompido. Isto é suficiente para alarmar, e as mulheres deverão ter mais cuidado quando fazem jejum intermitente, principalmente quando existem complicações médicas ou de saúde, como amenorreia. Qualquer tipo de jejum intermitente deverá ser imediatamente interrompido.

Se tiver problemas de fertilidade ou estiver a tentar engravidar, o jejum intermitente não é aconselhável nem recomendado.De igual modo, não coloque a hipótese defazer jejum se estiver grávida ou a amamentar.

Precauções de Segurança e Efeitos Secundários

A sensação de fome durante o jejum intermitente é temporária.Vai notar que o seu cérebro não vai funcionar como habitualmente no início, uma vez que poderá levar algum tempo até que o seu organismo se ajuste aos novos horários das refeições.

O jejum intermitente é totalmente desaconselhado caso se verifiquem as seguintes condições:

- Se tiver diabetes
- Se o nível de açúcar do seu sangue não estiver estável
- Se tiver as tensões baixas
- Se tiver peso a menos
- Se estiver a tomar medicação

- Se lhe tiver sido diagnosticado previamente um distúrbio alimentar
- Se estiver grávida ou a amamentar
- Se tiver histórico de amenorreia, no caso das mulheres
- *Se tiver algum dos problemas acima referidos, deverá primeiramente consultar o seu médico. Não pode, pura e simplesmente, entrar na onda.*

Perguntas Frequentes (FAQs)

Quais são os efeitos secundários do jejum intermitente?

O jejum intermitente com restrição calórica pode ajudar a perder peso, e enquanto rejuvenesce as células e reduz o risco da diabetes, pode provocar efeitos secundários, como diarreia,inchaço, dependência da cafeína, ataques de fome, falta de energia, confusão mental, azia e dores de cabeça.

Qual é a melhor hora para treinar quando se faz jejum?

Deverá ponderar fazer o seu treino antes da sua primeira refeição. Assim, se a sua primeira refeição do dia for às 16 horas, poderá treinar uma ou duas horas antes. O ideal é que o intervalode tempo entre o fim do treino e a primeira refeição não exceda uma hora.

Como deverão ser tomadas as vitaminas quando se está a fazer jejum?

Para uma digestão mais fácil, enquanto estiver a fazer jejum, opte por vitaminas no formato líquido. É crucial que beba bastante áqua quando faz jejum.

Quem não deverá fazer jejum intermitente?

Nem todas as pessoas estão aptas para fazer jejum, sobretudo grávidas e mulheres que estão a amamentar, crianças com menos de 18 anos, pessoas diabéticas, pessoas com problemas de saúde e pessoas que tomam medicação.

É saudável não tomar o pequeno almoço?

O efeito de não tomar o pequeno almoço é exatamento o mesmo de saltar qualquer outra refeição. Não importa que não tome o pequeno almoço desde que coma comida saudável ao longo do dia.

O café quebra o meu jejum?

Não há problema em tomar uma chávena de chá ou de café durante o seu jejum. Por regra, desde que ingira algo que tenha menos de 50 calorias, não há qualquer problema.

Como poderá quebrar o seu jejum?

Poderá quebrar o seu jejum ingerindo um copo de sumo natural de fruta e cerca de 2 chávelas de mistura de fruta à sua escolha.Porém, no início, deverá evitar fruta ácida, visto que não é bom para o estômago. Além disso, não se esqueça de lavar tudo com água purificada para reidratar o seu organismo.

Os Erros Mais Comuns do Jejum Intermitente

Algumas pessoas não tiram pleno partido dos benefícios do jejum intermitente devido a alguns erros comuns.Conhecer alguns deles poderá ajudar a evitá-los.

Comer Lixo

Infelizmente, algumas das pessoas que fazem jejum acreditam que isso pode fazer maravilhas por elas, o que poderá ser verdade se forem sérias ao seguir todas as regras.Contudo, o jejum intermitente não consegue dominar o nosso hábito de ingerir comida processada e comida de plástico.

Enquanto está a fazer jejum intermitente, é importante que o seu organismo seja adequadamente nutrido, uma vez que o processo de jejuar usa o seu corpo para derrubar componentes de energia. Isto é um processo de limpeza, de cura e de emagrecimento. Isso também significa que o organismo se torna mais sensível à comida que é ingerida. Se o organismo não for corretamente nutrido, vai sempre sentir fome.

Continuação da Restrição Calórica Durante as Janelas de Alimentação

Um problema com que as pessoas se deparam frequentemente quando começam o jejum intermitente é o facto de continuarem com a sua restrição calórica depois de quebrarem o seu jejum. O principal objetivo é aprendermos a ouvir o nosso organismo. Comemos até estarmos satisfeitos e o nosso corpo liberta automaticamente hormonas que nos fazem sentir cheios quando ele sabe que já comemos o suficiente.

Se estivermos a restringir a ingestão de calorias, vamos acabar por comer de menos, o que vai causar alterações indesejadas no nosso corpo, que não são viáveis a longo prazo.

Treino excessivo

Se estiver habituado a comer o tipo errado de comida e não faz algum exercício e quer experimentar o jejum intermitente, certifique-se de o fazer gradualmente.

Se fizer alguns treinos, a pior coisa que pode fazer é entrar em teinos intensos 5 dias por semana quando o seu corpo está a ajustar-se a um ritmo diferente de ingestão de comida. Esta combinação de comida e atividade física pode facilmente provocar fadiga das glândulas supra-renais, o que pode enfraquecer o seu corpo. Apesar de o seu corpo poder entrar em stress de vez em quando, se for em demasia, pode tornar-se um problema. Então, faça isto gradualmente.

Não Está a Lubrificar o Seu Organismo

Enquanto jejuamos, o nosso organismo destrói componentes danificados e expele toxinas.Por isso, é importante que expulsemos essas toxinas bebendo muita água.Devemos beber mais do que possamos considerar normal. Beber água ajuda também a que nos sintamos cheios, e isto é importante quando fazemos jejum intermitente pela primeira vez.

Chapter 5: 40 Receitas Rápidas e Fáceis

Receitas para o Almoço

Ovos e Bacon com um Toque Diferente

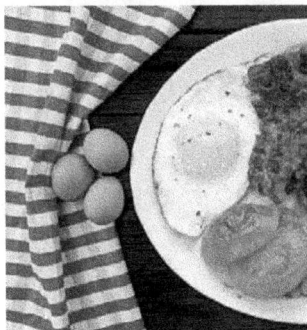

Porções: 1
Tempo de Preparação: 5 minutos
Tempo de Cozedura: 10 minutos
Ingredientes
Para os ovos e o bacon

- ⅓ de um abacate médio
- 3 fatias de Bacon Canadiano
- 2 ovos médios
- 1 colher de sopa de azeite extra virgem
- Sal
- Pimenta

- *2 colheres de sopa de pesto(ver receita abaixo)*

Para o pesto

- 1ramo generoso de mangericão
- ⅓ de chávena (+/- 35 g) de amêndoas
- 2 colheres de sopa de sumo de limão natural
- 1 dente de alho cortado em fatias
- 5 colheres de sopa de azeite extra virgem
- ½ colher de chá de aminos de coco
- *Sal marinho*

Preparação

1. Processe todos os ingredientes para o *pesto* num processador de alimentos.
2. Frite o bacon durante cerca de 2 minutos de cada lado ou até ficar crocante. Retire da frigideira e coloque sobre papel absorvente para remover o excesso de azeite.

3. Adicione uma colher de sopa de azeite na mesma frigideira onde fritou o bacon e frite os ovos em lume médio ou brando. Cozinhe os ovos a seu gosto.Tempere com sal e pimenta.

4. *Coloque o bacon e os ovos num prato de servir. Sirva com fatias de abacate e 2 colheres de sopa de pesto.*

Nota: Guarde o *pesto* num recipiente hermético no frigorífico durante uma semana, no máximo.

Informação Nutricional (por porção) | Calorias: 662 | Gorduras Totais: 59,8g | Gorduras Saturadas: 18,6 g | Fibras: 3,8 g | Açúcares: 4g

Mini Salada Thai de Pedaços de Borrego

Porções: 16
Tempo de Preparação: 10 minutos
Tempo de Cozedura: 8 minutos

Ingredientes

- 1 pepino grande, cortado em rodelas diagonais com 1 cm de espessura
- 250 g carré de borrego
- ¾ chávena Tomates Cherry cortados em quartos
- ⅓ chávena hortelã fresca (medir sem apertar as folhas)
- ⅓ chávena coentrosfrescos (medir sem apertar as folhas)
- ¼ cebola roxa, pequena, finamente picada
- 1 colher de chá de molho de peixe
- Sumo de 1 lima
- *Óleo de coco*

Preparação

1. Coloque a frigideira em lume médio e aqueça o óleo. Cozinhe o borrego durante 4 minutos de cada lado. Retire do lume e deixe repousar.

2. Num recipiente misturador, deite as cebolas, os tomates a hortelã, os coentros, o molho de peixe e o sumo de lima.
3. Corte o borrego em tiras finas e junte à mistura. Mexa para misturar.
4. *Deite uma boa colherada da mistura em cada rodela de pepino. Sirva fresco.*

Informação Nutricional (por porção) | Calorias: 49 | Gorduras Totais: 2,6g | Gorduras Saturadas: 1,2g | Fibras: 0,3g | Açúcares: 1,12g

Ovos Benedict da Califórnia

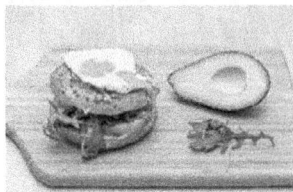

Foto por Marco Verch

Porções: 2
Tempo de Preparação: 5 minutos
Tempo de Cozedura: 15-20 minutos
Ingredientes
Para os ovos benedict

- 2 ovos grandes
- 1 pão sem adição de açúcar e sem glúten, cortado ao meio
- 20 g rúcula
- ½ abacate médio, cortado em fatias
- 2 rodelas grandes de tomate
- *1 pitada de paprica*

  Para o molho picante holandês

- 2 gemas de ovo grandes
- ½ colher de sopa de mostarda de Dijon
- 1 colher de sopade molho Sriracha
- 2 colheres de sopa de sumo natural de lima

- ¼ chávena (60 ml) de azeite extra virgem
- 1-2 colheres de sopa de água
- Sal
- *Pimenta*

Preparação

1. Para escalfar os ovos, encha o tacho com água. Junte uma pitada de sal e um pouco de vinagre.Deixe ferver a água. Entretanto parta um ovo para uma taça.
2. Logo que a água comece a ferver, reduza para lume brando.Com uma escumadeira, faça um ligeiro redemoinho na água e verta o ovo para o centro.O movimento circular da água vai ajudar a clara do ovo a enrolar-se em volta da gema. Deixe cozer durante cerca de 3 minutos.
3. Retire o ovo da água com a escumadeira. Mergulhe por uns momentos numa taça com água fria e depois coloque num prato.
4. Para preparer o molho holandês, misture as gemas com a mostarda de Dijon e o sumo de lima.Em seguida, ponha uma chávena (cerca de 235 ml) de água num tacho médio e ponha em lume médio. Deixe ferver.

5. Coloque a taça com a mistura do ovo, mostarda e sumo de lima sobre o tacho para que aqueça com o vapor. O fundo da taça não deverá tocar na água.Mexa até a mistura começar a ficar espessa.

6. Junte gradualmente o azeite sem parar de mexer. A mistura devrá ficar com uma consistência rica e cremosa. Continue a mexar para evitar a formação de grumos. Se ficar muito espresso, ajuste adicionando um pouco de água. Se engrumar, passe pelo liquidificador.

7. Retire do lume e junte o molho Sriracha. Tempere com sal e pimenta. Reserve.

8. *Para empratar, coloque os pedaços de pão em dois pratos. Em cima de cada fatia coloque rúcula, uma rodela de tomate, e uma ou duas fatias de abacate. Ponha o ovo escalfado por cima e regue com o molho holandês. Polvilhe com paprica e sirva.*

Informação Nutricional (por porção) | Calorias: 559 | Gorduras Totais: 50,5 g | Gorduras Saturadas: 9 g | Fibras: 7,3 g | Açúcares: 3,03 g

Porções: 8
Tempo de preparação: 10 minutos
Tempo de cozedura: 20 minutos

Ingredientes

- 85 g de *breakfast sausage*[1]
- 2 fatias de bacon, picadas
- 4 ovos grandes
- 2 cebolas verdes grandes, picadas
- 30 g de queijo cheddar cheese, em pedaços
- *1 colher de sopa de óleo de coco*

Preparação

1. Aqueça previamente o forno a 180º C (350°F).
2. Unte o seu tabuleiro de muffins e reserve.
3. Numa taça, bata os ovos com o queijo. Reserve.
4. Frite o bacon numa frigideira anti-aderente,em lume médio, até que fique bem dourado.Junte a salsicha migada e

---

[1] Normalmente não existem em Portugal. Poderão ser substituídas por salsichas frescas ou salsichas brasileiras.

deixe cozinhar até desaparecer toda a cor rosa.

5. Adicione a cebola e cozinhe até ficar murcha. Retire a frigideira do lume e deixe arrefecer durante um ou dois minutos.

6. Junte a mistura da carne à mistura dos ovos e bata bem com uma colher.

7. *Com uma colher, coloque a mistura no tabuleiro de muffins untado e leve ao forno durante 15-20 minutos ouaté os topos começarem a ficar bem dourados. Retire do tabuleiro e sirva.*

Informação Nutricional (por porção) | Calorias: 100 | Gorduras Totais: 8 g | Gorduras Saturadas: 2,5 g | Fibras: 0 g | Açúcares: 0 g

Pilhas de Salmão Fumado e Abacate

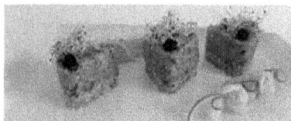

Porções: 6
Tempo de preparação: 15 minutos
Tempo de cozedura: 0 minutos

Ingredientes

- 227 g de salmão fumado, cortado em cubos muito pequenos
- 1 abacate Maduro, descaroçado e cortado em cubos
- 1 colher de sopa de cebolinho picado
- Folhas frescas ou secas de endro
- 3 colheres de chá de sumo de limão natural
- *Pimenta preta moída*

Preparação

1. Junte o salmão, o cebolinho e uma colher de sopa de sumo de limão numa taça.
2. Noutra taça junte o abacate, o restante sumo de limão e a pimenta.
3. *Com a ajuda de um molde-anel, prepare as pilhas nos pratos de server.Disponha o abacate no fundo, cubra com a mistura do*

*salmão e prense suavemente.*Retire o *molde e guarneça a pilha com folhas de endro. Sirva fresco.*

Informação Nutricional (por porção) | Calorias: 106 | Gorduras Totais: 7,37 g | Gorduras Saturadas: 1,2 g | Fibras: 2,4 g | Açúcares: 0,3 g

Papas de Canela e Nozes Pecan

Porções: 2
Tempo de Preparação: 5 minutos
Tempo de cozedura: 10 minutos

Ingredientes

- ½ colher de chá de canela
- ¼ de chávena (cerca de 17 g) de nozes pecan picadas
- ¼ de chávena (cerca de 20 g) de coco tostado sem adição de açúcar
- ¼ de chávena (cerca de 60 ml) de leite de coco
- ¼ de chávena (cerca de 56 g) de manteiga de amêndoa
- ¾ chávena (cerca de 177 g) de leite de amêndoa sem adição de açúcar
- 1 colher de sopa de óleo de coco extra virgem
- 2 colheres de sopa de sementes de cânhamo
- *2 colheres de sopa de sementes integrais de chia*

Preparação

1. Coloque um pequeno tacho sobre lume médio. Junte o leite de coco, o óleo de

coco, a manteiga de amêndoa e o leite de amêndoa. Deixe levantar fervura e retire do lume.

2. Junte o coco tostado (deixe algum para por por cima), a canela, as nozes pecan, as sementes de cânhamo e as sementes de chia. Misture bem os ingredients e deixe descansar a mistura durante 5-10 minutos.

3. *Divida por duas taças e sirva.*

Informação Nutricional (por porção) | Calorias: 580 | Gorduras Totais: 51,7 g | Gorduras Saturadas: 18,2 g | Fibras: 10,5 g | Açúcares: 9 g

Salmão Dourado com Sésamo

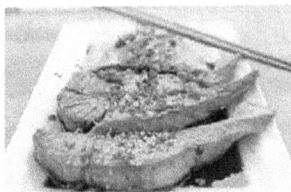

Porções: 4

Tempo de Preparação: 5 minutos

Tempo de Cozedura: 10 minutos

Ingredientes

- 4 filetes de salmão selvagem(cerca de ½ Kg)
- 1½ colher de sopa de sementes de sésamo
- 2 colheres de sopa de óleo de sésamo tostado
- 1½ colher de sopa de óleo de abacate
- *1 colher de chá de sal marinho*

Preparação

1. Dê umas pequenas pancadas nos filetes com toalhetes de papel ou com um pano de cozinha limpo, para os secar.Pincele-os com uma colher de sopa de óleo de sésamo e tempere com meia colher de chá de sal.

2. Coloque uma frigideira grande em lume médio-fortee salpique-a com óleo de

abacate. Quando o óleo estiver quente, junte os filetes de salmão com a pele para cima. Deixe cozinhar cerca de 3 minutos e vire.Cozinhe o lado da pele mais cerca de 3-4 minutos, sem ficar excessivamente cozinhado.

3. *Retire a frigideira do lume e pincele com o restante óleo de sésamo. Tempere com o resto do sal e polvilhe com as sementes de sésamo. Pode servir com salada verde.*

Informação Nutricional (por porção) | Calorias: 291 | Gorduras Totais: 20,61 g | Gorduras Saturadas: 3,2 g | Fibras: 0,3 g | Açúcares: 0,01 g

Taça de Ramen Primavera

Porções: 4

Tempo de Preparação: 15 minutos

Tempo de Cozedura: 20 minutos

Ingredientes

- 100g de noodles soba
- 4 ovos
- 1 curgete media, cortada em juliana ouralada
- 4 chávenas (cerca de 950 ml) de caldo de galinha
- 2 chávenas de agriões
- ½ chávena deervilhas de quebrar(ervilhas tortas)
- 1 chávena de cogumelos finamente fatiados
- 1 alho francês (apenas a parte branca), fatiado finamente
- 2 dentes de alho, picados
- 1 malagueta vermelha comprida, sem sementes e cortada finamente
- 4 cm de gengibre, picado
- 1 colher de chá de óleo de sésamo
- 2 folhas de alga nori, amassadas
- 1 limão, cortado em gomos

- *1 colher de sopa de azeite*

Preparação

1. Para cozer os ovos, encha um tacho com a água necessária para os cobrir e leve ao fogão em lume médio.Deixe a água ferver bem.Junte os ovos e deixe cozer durante 7 minutos. Escorra, coloque os ovos em água fria. Reserve.
2. Coloque um tacho de tamanho médio em lume médio-baixo. Aqueça o azeite e salteie o alho, o gengibre, o alho francês e a malagueta durante 5 minutos. Junte o caldo, os noodles e o óleo de sésamo. Deixe cozinhar mais 8 minutos ou até os noodles estarem cozidos a seu gosto.No ultimo minuto, junte a curgete, os cogumelos e os agriões.
3. *Divida o ramen por quarto taças e cubra com nori. Sirva com ovos e gomos de limão.*

Informação Nutricional (por porção) | Calorias: 300 | Gorduras Totais: 12 g | Gorduras Saturadas: 3 g | Fibras: 1 g | Açúcares: 5,58 g

Omelete de Vegetais

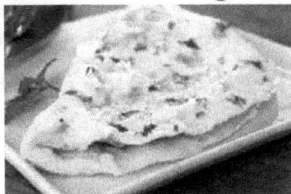

Porções: 1
Tempo de Preparação: 15 minutos
Tempo de cozedura: 15 minutos

Ingredientes

- 2 ovos, batidos
- ¼ chávena de cogumelos, cortados em fatias
- 1 chávena de folhas frescas de espinafres baby lavadas, não devendo ser apertadas na chávena de medida.
- 2 colheres de sopa depimento vermelhopicado
- 1 colher de sopa de cebola picada
- 1 colher de sopa de queijo Cheddar magroralado
- 1 colher de chá de azeite ou de óleo de canola
- 1 colher de sopa de água
- Uma pitada de sal
- *Uma pitada de pimenta*

Preparação

1. Aqueça o azeite numa frigideira anti-aderente com cerca de 20 cm de diâmetro. Salteie os cogumelos, a cebola e o pimento durante cerca de 2 minutos até a cebola ficar macia. Junte os espinafres e continue a cozinhar, mexendo frequentemente, até os espinafres murcharem. Depois de cozinhados, passe os vegetais para uma taça pequena.

2. Numa taça média, bata os ovos já mexidos, a água, o sal e a pimenta, até estar tudo bem ligado.

3. Coloque no fogão a mesma frigideira onde cozinhou a mistura de vegetais, em lume médio-forte. Junte imediatamente a mistura dos ovos. Faça um movimento rápido de ida e volta com a frigideira, usando uma espátula para espalhar os ovos no fundo da frigideira.Quando a mistura estiver espalhada, deixe ficar durante alguns segundos para dourar ligeiramente o fundo da omelete.Não deixe cozer demais.

4. *Coloque cuidadosamente a mistura de vegetais sobre metade da omelete. Cubra*

com queijo e, com uma espátula, dobre delicadamente a outra metade da omelete sobre os vegetais.Coloque a omelete de vegetais num prato e sirva.

Informação Nutricional (por porção) | Calorias: 140 | Gorduras Totais: 5 g | Gorduras Saturadas: 1 g | Fibras: 2 g | Açúcares: 3 g

Salada de Frango com Pedaços de Pepino
Porções: 4
Tempo de Preparação: 5 minutos
Tempo de Cozedura: 0 minutos
Ingredientes

- 200 g de peito de frango cozinhado, desfiado
- 1 pepino inglês grande, cortado às rodelas com casca
- 2 colher de sopa de maionese caseira sem adição de açúcar
- 2 cebolinhas picadas
- 2 colheres de sopa de coentros frescos, picados
- ¼ colher de chá de cominhos
- Sal marinho
- Pimenta
- *Azeitonas pretas ou verdes*

Preparação

1. Numa taça grande, misture o frango desfiado, os coentros, a maionese, os cominhos e as cebolinhas. Tempere com sal e pimenta e mexa tudo muito bem.
2. Com uma colher, espalhe a mistura sobre uma fatia de pepino e cubra com outra

fatia. Repita a operação até acabar o pepino. Use um palito para as manter juntas.

3. Espete azeitonas no palito para obter uma melhor apresentação.

4. *Disponha num prato, refresque e sirva.*

Informação Nutricional (por porção) | Calorias: 108 | Gorduras Totais: 4 g | Gorduras Saturadas: 0 g | Fibras: 0 g | Açúcares: 1 g

Ovos no Forno com Espinafres ve Salmão Fumado

Porções: 4
Tempo de Preparação: 15 minutos
Tempo de Cozedura: 15 minutos

Ingredientes

- 4 ovos
- 1 filete de salmão fumado, cortado em pedaços
- 285g de espinafres baby
- 4 colheres de sopa de leite de coco
- 2 chalotas cortadas em fatias
- Cebolinho fresco picado
- Óleo de coco
- Sal marinho
- *Pimenta preta moída na hora*

Preparação

1. Ligue o forno a 180° C (350°F) e deixe aquecer.
2. Ponha uma frigideira em lume médio e aqueça o óleo.
3. Junte as chalotas e deixe cozinhar cerca de 4 minutos ou até estarem macias.
4. Junte os espinafres e continue a cozinhar até estarem murchos.

5. Junte o leite de coco e tempere com sal e pimenta. Deixe cozinhar mais um minute e retire do lume.
6. Divida a mistura dos espinafres por 4 pratos de ir ao forno. Faça uma pequena cova no centro de cada monte. Parta um ovo para dentro de cada uma.
7. Divida o salmão em partes iguais pelos quarto pratos. Leve ao forno durante 12-15 minutos.
8. *Antes de servir, salpique com cebolinho fresco.*

Informação Nutricional (por porção) | Calorias: 236 | Gorduras Totais: 13,81 g | Gorduras Saturadas: 7,1 g | Fibras: 2 g | Açúcares: 1,12 g

Papa de Chia

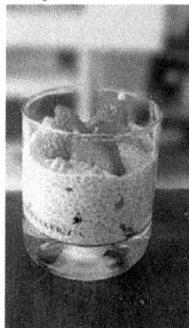

Porções: 2
Tempo de Preparação: 36 minutos
Tempo de Cozedura: 0 minutos

Ingredientes

- ½ chávena de bagas frescas
- ¼ de chávena de sementes de chia
- 1 chávena de água de coco
- ¼ chávena de leite de coco
- *½ colher de chá de baunilha biológica em pó*

Para servir

- Amêndoas em flocos
- *Sementes de abóbora*

Preparação

1. Numa taça, junte o leite de coco, a água de coco e a baunilha em pó. Mexa bem.

2. Junte as sementes de chia e bata bem. passados 5 minutos bata de novo. Reserve durante 30 minutos.
3. *A papa está pronta a servir quando tiver uma consistência espessa e as sementes de chia tiverem inchado. Polvilhe com amêndoas e sementes de abóbora. Cubra com bagas e sirva.*

Informação Nutricional (por porção) | Calorias: 437 | Gorduras Totais: 29,1 g | Gorduras Saturadas: 14,8 g | Fibras: 17,4 g | Açúcares: 16,05 g

Receitas de Saladas
Salada dos Cinco Ingredientes

Serves: 2
Prep Time: 10 minutos
Cook Time: 30 minutos

Ingredientes

- 250 g de peito de frango desossado e com pele
- 4 chávenas de mistura de folhas verdes à escolha
- 1 abacate grande cortado em fatias
- 80 g de bacon cortado em fatias finas
- Manteiga ghee, para untar
- Sal
- Pimenta
- *4 colheres de sopa de molho ranch*

Preparação

1. Aqueça previamente o forno a 200°C (400°F).
2. Entretanto, tempere os peitos de frango com sal e pimento.
3. Ponha manteiga ghee numa frigideira pequena e aqueça-a. Ponha o frango com a pela para baixo na frigideira.

4. Cozinhe o frango durante 5-6 minutos ou até ficar dourado e crocante. (Nota: Não mexa o frango durante a fritura.) De seguida, vire o frango e deixe cozinhar mais 30 segundos.
5. Passe a frigideira para o forno. Deixe cozer durante 10-15 minutos.
6. Espalhe o bacon numa assadeira forrada com papel vegetal e cozinhe no forno até ficar dourado e crocante, 10-12 minutos.
7. Passe o frango para a tábua de corte e deixe repousar durante 5 minutos.
8. *Corte o frango em pedaços pequenos e prepare a salada.Comece pelas folhas verdes, depois as fatias de abacate, o bacon e o frango.Antes de servir coloque por cima o molho ranch.*

Informação Nutricional (por porção) | Calorias: 581 | Gorduras Totais: 43,9 g | Gorduras Saturadas: 10,1 g | Fibras: 7,4 g | Açúcares: 0,7 g

Fantástica Salada com Molho de Chá

Porções: 6

Tempo de Preparação: 6 minutos

Tempo de Cozedura: 25 minutos

Ingredientes

Para o molho de chá

- 2 chávenas (+/- 475 ml) de água quente (cerca de 88°C - 190°F)
- 2 colheres de sopa de folhas soltas de chá verde (Dragon Well ou Sencha)
- 1 dente de alho picado grosseiramente
- 1 colher de chá de vinagre branco destilado
- 3 colheres de sopa de óleo de canola
- *½ colher de chá de sal*

Para a salada

- 4 chávenas de couve verde ripada
- *½ jalapeño* sem sementes, triturado
- 1½ chávena de tomates cherry, grosseiramente picados
- ¼ chávena de amendoinspicados e tostados
- ¼ chávena de alho frito
- ¼ chávena de lentilhas amarelas fritas

- ½ chávena de coentros frescos, grosseiramente picados
- 2 colheres de sopa de molho de peixe
- 1 colheres de sopa de óleo de canola
- 1 colher de sopa de sumo de lima
- *¼ colher de chá de pimento vermelho esmagado*

Preparação

1. Para o molho, mergulhe as folhas de chá em água quente, durante 3 minutos. Depois, retire as folhas e escorra o excesso de água (Ponha o chá fora ou beba-o se desejar). Deixe arrefecer as folhas até ficarem à temperature ambiente.
2. Processe as folhas, o alho e o sal no processador de alimentos. Junte o vinagre e o azeite enquanto o motor ainda estiver a trabalhar.
3. *Para a salada, coloque a couve numa saladeira ou numa travessa. Com uma colher, coloque no centro o molho que preparou. Coloque o jalapeño, os tomates, os amendoins, as lentilhas e o alho frito à volta do molho. Salpique com o molho de peixe, o óleo, o sumo de lima.Polvilhe com*

o pimento vermelho e os coentros. Mexa antes de servir.

Informação Nutricional (por porção) | Calorias: 180 | Gorduras Totais: 13 g | Gorduras Saturadas: 1 g | Fibras: 6 g | Açúcares: 3 g

Salada Saudável de Cavala

Porções: 2

Tempo de Preparação: 10 minutos

Tempo de Cozedura: 15 minutos

- 2 filetes de cavala, com golpes transversais no lado da pele
- 1 abacate médio, em fatias
- 2 chávenas de vagens (feijão verde), cortadas em pedaços de cerca de 6 cm
- 4 chávenas de alface lavada e escorrida
- 2 ovos biológicos grandes
- 1 colher de sopa de óleo de coco
- ¼ colher de chá de sal marinho
- *Pimenta preta moída na hora*

Para o molho

- 1 colher de chá de mostarda de Dijon
- 2 colheres de sopa de azeite extra virgem
- *2 colheres de sopa de sumo de limão*

Preparação

1. Comece por cozer os ovos. Encha um tacho pequeno com a água suficiente para cobrir os ovos. Junte uma pitada de sal e deixe a água ferver. Para ovos bem

cozidos, coza-os durante cerca de 10 minutos.

2. Entretanto, coza as vagens. Encha outro tacho pequeno com água. Junte uma pitada de sal.Leve a lume médio-forte e deixe cozer as vagens cerca de 4-5 minutos ou até estarem crocantes-macias.Retire o tacho do lume e escorra a água.

3. Tempere a cavala com sal e pimenta em ambos os lados.

4. Unte uma frigideira e coloque-a sobre lume médio-forte. Logo que esteja quente, ponha os filetes de cavala com o lado que tem pele para baixo. Cozinhe até a pele estar crocante e a carne estar opaca.

5. Quando os ovos estiverem prontos, descasque-os e corte-os em quartos. Reserve.

6. Para o molho, mexa todos os ingredients numa taça pequena.

7. Disponha a alface numa saladeira.

8. Junte as vagens, os filetes de cavalas cortados em fatias, as fatias de abacate e os ovos.

9. *Borrife a salada com o molho e sirva.*

Informação Nutricional (por porção) |
Calorias: 609 | Gorduras Totais: 49,9 g |
Gorduras Saturadas: 12,5 g | Fibras: 8,5 g |
Açúcares: 2 g

Salada de Frango e Arandos

Porções: 4

Tempo de Preparação: 20 minutos

Tempo de cozedura: 0 minutos

Ingredientes

- 1½ chávena de arandos secos
- 4 chávenas de frango cozinhado, cortado em cubos
- 1 chávena de aipo picado
- ½ chávena de pimento verde, esmagado
- 2 cebolas verdes cortadas en fatias finas
- ½ chávena de maionese feita em casa sem adição de açúcar
- 1 colher de chá de paprica
- Sal marinho
- *Pimenta preta moída na hora*

Preparação

1. Numa taça grande, misture a paprika com a maionese feita em casa.
2. Junte o frango, o pimentos verde, as cebolas verdes e o aipo. Misture bem.
3. Adicione os arandos e mexa de novo. Tempere com sal e pimenta.
4. *Coloque no frigorífico para refrescar, antes de server.*

Informação Nutricional (por porção) | Calorias: 571 | Gorduras Totais: 45,82 g | Gorduras Saturadas: 0 g | Fibras: 0,9 g | Açúcares: 12,14 g

Salada de Bróculos e Morangos

Porções: 4

Tempo de Preparação: 15 minutos

Tempo de cozedura: 0 minutos

Ingredients

- 2 chávenas de morangos fatiados
- 4 chávenas de flores de brócolos frescos
- ¼ chávena de amêndoas fatiadas
- ¼ chávena de cebola vermelha cortada em cubos
- 2 colheres de sopa de sumo de limão
- ½ chávena de maionese caseira sem adição de açúcar
- *1 colher de sopa de sementes de papoila (opcional)*

Directions

1. Numa taça junte a maionese, as sementes de papoila e o sumo de limão. Bata para misturar.
2. Noutra taça, junte os brócolos, os morangos, a cebola vermelha e as amêndoas fatiadas.
3. Verta o molho sobre a salada e bata gentilmente.
4. *Leve a refrescar e sirva frio.*

Informação Nutricional (por porção) |
Calorias: 133 | Gorduras Totais: 10 g |
Gorduras Saturadas: 0 g | Fibras: 3 g |
Açúcares: 4 g

Salada de Frango com Molho de Sésamo e Gengibre

Porções: 1

Tempo de Preparação: 10 minutos

Tempo de Cozedura: 0 minutos

Ingredientes

- 90 g de peito de frango cozinhado, desfiado
- 4 chávenas de alface romana picada
- ¼ chávena de cenoura ralada
- ½ chávena de espinafres frescos
- ¼ chávena de rabanetes fatiados
- 1 cebolinha fatiada
- *3 colheres de sopa de molhode sésamo e gengibre sem adição de açúcar[2]*

Preparação

1. Numa saladeira média, misture todos os ingredients (exceto o molho de sésamo e gengibre)e e mexa-os bem.
2. *Junte o molho e envolva tudo muito bem. Sirva e delicie-se!*

Informação Nutricional (por porção) | Calorias: 331 | Gorduras Totais: 17 g |

---

[2] Normalmente não se encontra à venda em Portugal, mas poderá encontrar receitas online.

Gorduras Saturadas: 3 g | Fibras: 6 g | Açúcares: 2 g

Receita de Salada de Arandos e Clementinas

Porções: 4

Tempo de Preparação: 15 minutos

Tempo de Cozedura: 20 minutos

Ingredientes

- ¾ chávena de arandos secos
- 1-2 clementinas em gomos
- 1 maçã Granny Smith grande, sem caroço e fatiada
- 75 g de couve kale baby
- 75 g de espinafres frescos
- ¾ chávena de aipo picado
- ¼ chávena de pinhões tostados
- *4 ovos*

  Para o molho de sementes de papoila

- 1 colher de sopa de sementes de papoila
- 2 colheres de sopa de vinagre de cidra
- ¼ chávena de azeite extra virgem
- 1 colher de sopa de sumo de limão natural
- ⅛ colher de chá de cebola em pó
- *⅛ colher de chá de paprica*

Preparação

1. Ponha água num tacho, leve-o a lume médio-alto e deixe a água ferver.
2. Junte os ovos e tape o tacho com o testo. Cozinhe os ovos cerca de 9-10 minutos.
3. Quando estiverem cozinhados, passe-os para uma taça com água fria e deixe-os ficar 2-3 minutos. Descasque os ovos e corte-os.
4. Nima taça pequena, bata todos os ingredientes para o molho de sementes de papoila. Certifique-se de que estão todos bem envolvidos.
5. Numa saladeira, junte os pedaços de maça, a couve kale, os espinafres, os arandos, a clementina, e o aipo. Regue com o molho de sementes de papoila e mexa para misturar.
6. *Para servir, coloque fatias de ovos por cima e polvilhe com pinhões.*

Informação Nutricional (por porção) | Calorias: 262 | Gorduras Totais: 17,12 g | Gorduras Saturadas: 2,71 g | Fibras: 3,7 g | Açúcares: 12,66 g

Receitas para o Jantar
Costeletas de Porco com Manteiga de Alho e Salva, com Alface

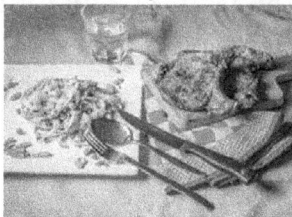

Foto por Angelbattle bros

Porções: 4
Tempo de Preparação: 10 minutos
Tempo de Cozedura: 20 minutos

Ingredientes

- 4 costeletas de porco do cachaço, grossas
- 4 dentes de alho descascados e apenas esmagados
- 8 rebentos de salva
- Óleo de coco
- 4 colheres de sopa de ghee
- Sal marinho
- Pimenta preta moída na hora
- *Folhas de alface, para servir (opcional)*

Preparação

1. Aqueça óleo de coco numa frigideira grande em lume médio-forte.
2. Tempere as costeletas de porco com sal e pimenta em ambos os lados.
3. Cozinhe as costeletas durante cerca de 8-10 minutos, virando-as de vez em quando.
4. Retire a frigideira do lume e junte ghee, o alho e a salva.
5. Deixe a ghee derreter, mexendo-a com a salva e o alho.
6. *Deixe repousar durante 3-4 minutos. Com uma colher, vá vertendo o molho de ghee, alho e salva sobre as costeletas, frequentemente.Sirva com alface.*

Informação Nutricional (por porção) | Calorias: 216 | Gorduras Totais: 26 g | Gorduras Saturadas: 6 g | Fibras: 1,7 g | Açúcares: 0,7 g

Fácil – Frigideira de Frango com Molho Cremoso de Coentros e Lima

Porções: 4
Tempo de Preparação: 5 minutos
Tempo de Cozedura: 20 minutos

Ingredientes

- 4 peitos de frango médios, desossados e sem pele
- 1 chávena de caldo de galinha
- ½ chávena de iogurte grego natural
- ¼ chávena de cebola finamente picada
- 2 dentes de alhoesmagado
- 2 colheres de sopa de coentros picados
- ½ colheres de chá de flocos de pimento vermelho
- 2 colheres de sopa de sumo de lima
- 1 colher de sopa de óleo de coco
- Sal marinho
- *Pimenta preta moída na hora*

Preparação

1. Aqueça o óleo numa frigideira resistente, em lume médio-forte. Enquanto isso, tempere o frango com sal e pimenta. Quando o óleo estiver quente, cozinhe o frango 7-8 minutos, virando-o uma vez.Certifique-se de que o frango está bem cozinhado. Passe-o para um prato e cubra-o com papel de alumínio. Reserve.

2. Na mesma frigideira, junte as cebolas e salteie-as durante um minuto.Adicione o alho e continue a cozinhar mais 30 segundos ou até começarem a libertar o seu aroma.

3. Junte o caldo, os flocos de pimento vermelho e o sumo de lima.Tempere com sal e pimenta.

4. Deixe a mistura ferver generosamente durante 8-10 minutos ou até o líquido reduzir para um quarto de chávena. No último minuto, junte o iogurte. Desligue o lume e volte a colocar o frango na frigideira.

5. *Cubra comos coentros picados e sirva com vegetais cozidos em vapor.*

Informação Nutricional (por porção) |
Calorias: 158 | Gorduras Totais: 7,5 g |
Gorduras Saturadas: 0,7 g | Fibras: 0,5 g |
Açúcares: 1,8 g

Frango Cajun com Vegetais Embrulhado em Papel de Alumínio

Porções: 4

Tempo de Preparação: 10 minutos

Tempo de Cozedura: 20 minutos

Ingredientes

- 2-3 peitos de frango desossados, sem pele, cortados em pedaços com 2,5 cm
- 1 curgete grande picada
- 2 chávenas de flores de brócolos
- 1 pimento (da cor que quiser), picado
- 2 dentes de alho esmagados
- 1 colher de chá de alho em pó
- 1 colher de chá de orégãos moídos
- 1 colher de chá de pimento caiena
- 1 colher de chá de paprica
- 2 colheres de sopa de azeite
- 1 colher de chá de pimenta preta
- *1 colher de chá de sal*

Preparação

1. Ligue o forno a 230°C (450°F) e deixe aquecer.
2. Entretanto, corte 4 pedaços de papel de alúmínio com cerca de 30cm X 30 cm e reserve.

3. Numa taça grande, misture todos os ingredientes. Divida a mistura pelas 4 folhas de papel de alumínio, embrulhe-as e feche-as de modo que fiquem vedadas.

4. Distribua os embrulhos de papel de alumínio numa assadeira e leve ao forno durante 20-25 minutos.

5. Abra cuidadosamente os embrulhos antes de servir.

6. *Sirva e delicie-se!*

Informação Nutricional (por porção) | Calorias: 200 | Gorduras Totais: 10 g | Gorduras Saturadas: 2 g | Fibras: 3 g | Açúcares: 3 g

Sopa Cremosa de Cogumelos e Curgete

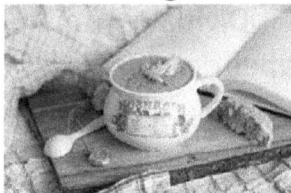

Porções: 4
Tempo de Preparação: 5 minutos
Tempo de cozedura: 30 minutos

Ingredients

- 1 curgete grande, picada
- 450 g de cogumelos frescos, picados
- 3 chávenas de caldo de galinha ou de vegetais
- 1 cebola media, picada
- 2 dentes de alho, esmagados
- 2 folhas de louro
- 1 colher de sopa de tomilho seco
- 1 colher de sopa de ghee
- 1 chávena de leite de coco
- Sal marinho
- *Pimenta preta moída na hora*

Preparação

1. Coloque uma frigideira grande no fogão, em lume médio e derreta a ghee.Junte as

cebolas e o alho. Salteie durante cerca de 3 minutos.

2. Junte os cogumelos, as folhas de louro e o tomilho. Cozinhe mais 4 minutos.

3. Adicione a curgete e deixe cozinhar até os vegetais libertarem os seus sucos. Junte o caldo e deixe ferver.Reduza o lume e deixe apurar cerca de 5 minutos. Deite for a as folhas de louro e junte o leite de coco. Deixe apurar mais 5 minutos, mexendo regularmente.

4. *Passe a sopa num liquidificador porção a porção, conforme a capacidade, até ficar macia.Se tiver uma varinha mágica, pode usá-la. Sirva quente.*

Informação Nutricional (por porção) | **Calorias: 220 | Gorduras Totais: 18 g | Gorduras Saturadas: 10,8 g | Fibras: 1,4 g | Açúcares: 5,4 g**

Carne de Vaca Salteada com Abóbora

Porções: 4
Tempo de Preparação: 10 minutos
Tempo de Cozedura: 15 minutos
Ingredientes

- 800 gcarne bovina de pasto, picada
- 260 g de bacon biológico, cortado às tiras
- 500 gabóbora, descascada, sem sementes a cortada em cubos
- 3 colheres de sopa de ghee, dividida
- 3-4 colheres de sopa de salsa fresca, picada
- ½ colher de chá de pimenta de caiena
- 1 colher de sopa de paprica
- ¼ colher de chá de sal marinho
- *1 pitada de pimenta preta moída na hora*

Preparação

1. Coloque a carne numa taça e deixe-a repousar à temperature ambiente.
2. Entretanto, unte a frigideira com 2 colheres de sopa de ghee e junte os cubos de abóbora. Tempere com sal e cubra a frigideira com uma tampa. Cozinhe em lume baixo-médio durante cerca de 10

minutos. Mexa uma ou duas vezes para não deixar queimar.

3. Enquanto isso, ponha outra frigideira em lume médio e toste o bacon até ficar dourado.Reserve.

4. Tempere a carne com especiarias (pimenta preta, paprica, e pimenta caiena) e sal.

5. Unte outra frigideira com o resto da ghee e doure a carne. Mexa frequentemente para não deixar queimar.

6. Quando a carne estiver pronta, junte o bacon e retire a frigideira do lume. Junte a salsa.

7. Quando a abóbora estiver pronta, junte à mistura da carne. Mexa até estar tudo bem incorporado.

8. *Sirva e delicie-se!*

Informação Nutricional (por porção) | Calorias: 762 | Gorduras Totais: 61 g | Gorduras Saturadas: 25,3 g | Fibras: 1,4 g | Açúcares: 1 g

Taça de Salmão Jerk

Porções: 4
Tempo de Preparação: 20 minutos
Tempo de Cozedura: 10 minutos
Ingredientes

- 600 gde filete de salmão, cortados em quatro porções iguais
- ½ colher de chá de canela em pó
- ½ colher de chá de chili em pó
- ½ colher de chá de cominhos moídos
- ¼ colher de chá de pimenta caiena
- ¼ colher de chá de sal marinho
- ¼ colher de chá de pimenta preta moída na hora
- 1 colher de chá depimenta da Jamaica
- *1 chávena de arroz Basmati cozido*

Para o molho de manga

- 1 manga, cortada em cubos
- 1 abacate, cortado em cubos
- ½ chávena de folhas de hortelã
- 1 pimento vermelho, sem sementes e cortado aos cubos
- ½ cebola vermelha finamente picada
- *Sumo de 1 lima*

Preparação

1. Numa taça misture os cominhos, a pimenta da Jamaica, a pimentacaiena, a canela, o chili em pó, o sal e a pimenta.
2. Borrife o salmão com óleo e esfregue-o com a mistura de especiarias.
3. De seguida, aqueça uma frigideira grandeem lume médio-alto. Quando estiver quente, junte o salmão e cozinhe cerca de 4 minutos de cada lado. Certifique-se de que o peixe está bem cozinhado (sem qualquer vestígio de cor rosa no centro)antes de o retirar do lume.Após desligar o fogão, deixe ficar o salmão na frigideira durante alguns minutos.
4. Entretanto, faça o molho de manga, adicionando simplesmente todos os ingredients numa taça grande. Bata bem para ficar bem misturado.
5. *Para servir, coloque o salmão sobre um quarto de chávena de arroz basmati previamente cozinhado e o molho de manga de lado.*

Informação Nutricional (por porção) | Calorias: 411 | Gorduras Totais: 16,73 g |

Gorduras Saturadas: 3 g | Fibras: 5,8 g | Açúcares: 9,5 g

Sopa de Alho Francês e Batata Doce

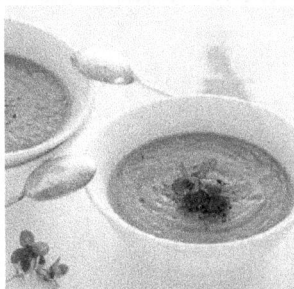

Foto por jules

Porções: 4
Tempo de Preparação: 5 minutos
Tempo de Cozedura: 20 minutos
Ingredientes

- 4 batatas doces, descascadas e picadas
- 1 lata (350 g) de leite de coco
- 4 chávenas de caldo de galinha ou de carne de vaca
- 1 cebola, picada
- 3 dentes de alho, esmagado
- 3 alhos franceses grandes, só as partes brancas e verde-claras, cortadas em rodelas
- 2 colheres de chá de cominhos moídos
- 1 colher de sopa de óleo de coco
- Sal marinho

- *Pimenta preta moída na hora*

1. Ponha um tacho largo em lume médio e aqueça o óleo. Salteie as cabolas 2-3 minutos, mexendo constantemente para evitar que queimem.
2. Junte o alho francês e os dentes de alho e deixe cozinhar mais 3-4 minutos.Polvilhe com cominhos moídos e misture.
3. Junte as batatas doces e o caldo. Deixe a mistura ferver, baixe o lume e continue a deixar ferver lentamente até as batatas doces estarem macias, durante 10-15 minutos.
4. Retire o tacho do lume e junte lentamente o leite de coco, mexendo sempre.
5. *Tempere com sal e pimenta e passe a sopa no liquidificador. Aos bocados, reduza a sopa a puré. Se tiver uma varinha mágica, poderá usar. Sirva a sopa de imediato.*

Informação Nutricional (por porção) | Calorias: 73 | Gorduras Totais: 0 g | Gorduras Saturadas: 0 g | Fibras: 3 g | Açúcares: 3 g

Taça Buda Sem Glúten

Porções: 2
Tempo de Preparação: 10 minutos
Tempo de Cozedura: 0 minutos

Ingredientes

- 1 chávena de arroz selvagem ou castanho
- 1 chávena de quinoa cozinhada
- 2 chávenas de agriões lavados e arranjados
- 1 chávena de rabanetes inteiros
- ¼ chávena de sementes de abóbora, tostadas
- ⅓ chávena uvas passas ou bagas secas
- ½ chávena de grão-de-bico
- 1 chalota, em fatias
- Manjericão fresco
- Sal marinho
- Pimenta a gosto
- *1 colher de sopa de azeite e vinagre*

Preparação

1. Comece por cortar os rabanetes e as chalotas.
2. Divida osingredients por duas taças de servir. Disponha-os com uma apresentação apelativa.
3. *Polvilhe com sal e pimenta. Guarneça com manjericão e regue com a mistura de azeite e vinagre.*

Informação Nutricional (por porção) | Calorias: 375 | Gorduras Totais: 15,7 g | Gorduras Saturadas: 2 g | Fibras: 7,2 g | Açúcares: 18,9 g

Carna de Vaca Salteada com Alho

Porções: 4
Tempo de Preparação: 2 minutos
Tempo de Cozedura: 20 minutos

Ingredientes

- 450 gde carne de vaca magra cortada em tiras
- 2 dentes de alho, esmagados
- 1 colher de sopa de molho doce de chili(feito em casa, de preferência)
- 620 g de mistura de vegetais salteados
- ¼ chávena de água
- *2 colheres de sopa de molho de ostras*

1. Coloque um wok untado em lume forte. Salteie a carne de vaca em tranches até estar quase cozinhada. Passe para um prato e reserve.
2. Salteie os vegetais, o alho, o molho de chili, até os vegetais estarem tenros.
3. Volte a colocar a carne no wok. Junte água e o molho de ostras. Deixe cozinhar até fervilhar.
4. *Ponha num prato e sirva.*

Informação Nutricional (por porção) | Calorias: 390 | Gorduras Totais: 21 g | Gorduras Saturadas: 3,5 g | Fibras: 6 g | Açúcares: 4,7 g

Salmão Grelhado com Laranja e Alecrim

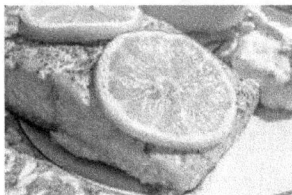

Porções: 4
Tempo de Preparação: 15 minutos
Tempo de Cozedura: 10 minutos
Ingredientes

- 4 filetes de salmão sem pele
- 1 chávena de sumo natural de laranja
- 2 colheres de chá de alecrim fresco, picado
- 2 colheres de chá de raspa de laranja
- ½ chávena de caldo de galinha
- 2 dentes de alho, picado
- 2 colheres de sopa de sumo natural de limão
- Óleo de coco
- Sal marinho
- *Pimenta preta moída na hora*

Preparação

1. Tempere o salmão com sal e pimenta em ambos os lados.
2. Ponha uma frigideira grande em lume médio-alto. Aqueça o óleo e cozinhe os filetes de salmão durante 4-5 minutos de cada lado. Coloque-os num prato e deixe repousar.
3. Numa taça, junte o caldo de galinha, a raspa de laranja, o sumo de laranja e o sumo de limão.
4. Na frigideira onde foram cozinhados os filetes de salmão, coloque o alecrim e o alho e deixe cozinhar durante um ou dois minutos.
5. Verta a mistura do caldo para a frigideira e deixe ferver. Tempere com sal e pimenta.
6. *Ponha os filetes de salmão de volta na frigideira e regue com o molho.Sirvaquente.*

Informação Nutricional (por porção) | Calorias: 153 | Gorduras Totais: 7,37 g | Gorduras Saturadas: 3 g | Fibras: 0,2 g | Açúcares: 4 g

Bife Colombiano com Cebola e Tomate

Porções: 6
Tempo de Preparação: 10 minutos
Tempo de Cozedura: 20 minutos

- 680 gde bife da ponta do lombo de bovino de pasto, finamente fatiado
- 1 cebola media, finamente cortada ou picada
- 1 tomate grande (ou 2 tomates médios), finamente cortados ou picados
- 4 colheres de sopa de azeite, divididas
- Alho em pó
- Cominhos
- *Sal*

Directions

1. Tempere o bife com alho em pó e sal.
2. Coloque uma frigideira grande sobre lume forte.Junte 2 colheres de sopa de azeitee deixe aquecer. Trabalhando por partes, comece por cozinhar a primeira metade dos bifes durante cerca de 1minuto. Entretanto vire, para cozinhar uniformemente. Quando estiver, passe para um prato. Repita este passo para os restantes bifes e reserve.
3. Baixe o lume para médio. Na mesma frigideira, aqueça as outras 2 colheres de azeite e salteie as cebolas por 2 minutos. Junte os tomates e tempere com cominhos, sal e pimenta. Reduza mais o lume para médio-baixo.
4. Adicione cerca de um quarto de chávena de água e deixe ferver lentamente durante alguns minutos para reduzir a quantidade de líquido. Junte mais água, se necessário, e ajuste o tempero em conformidade.
5. Ponha de novo os bibes na frigideira com os sucos que deles escorreram.Misture bem antes de retirar a frigideira do lume.

6. *Sirva com arroz ou com um ovo estrelado em cima.*

Informação Nutricional (por porção) | Calorias: 182,9 | Gorduras Totais: 7,2 g | Gorduras Saturadas: 2 g | Fibras: 0,7 g | Açúcares: 0 g

Feijão Frade e Couves Galegas com Cobertura de Nozes e Xarope de Ácer

Porções: 6

Tempo de Preparação: 5 minutos

Tempo de Cozedura: 15 minutos

Ingredientes

Para a cobertura de xarope de ácer e nozes:

- ¾ chávena de água
- ½ chávena de nozes picadas
- ½ colher de sopa de molho Tamari
- 2 colheres de sopa de xarope de ácer sem adição de açúcar
- 1 colher de sopa de fécula de araruta
- 1 pitada de noz-moscada
- ½ colher de chá de mostarda moída
- ⅛ colher de chá de gengibre moído
- ⅛ colher de chá de canela em pó
- *⅛ colher de chá de cravinho moído*

Para o feijão frade e as couves galegas

- 4 chávenas de feijão frade cozido
- 1 molho grande de couves galegas (ou outra couve de folhas verde-escuras) lavadas, sem caules e cortadas

- ¼ *chávena de água (e mais)*

Preparação

1. Para a cobertura de xarope de ácer e nozes, coloque todos os ingredientes num liquidificador, pela seguinte ordem: água, nozes, tamari, xarope de ácer, fécula de araruta e as especiarias.lique o liquidificador numa velocidade baixa e comece a aumentar gradualmente até ao máximo. Deixe no máximo por cerca de 40 segundos. Reserve.

2. Para o feijão frade e as couves, coloque uma frigideira em lume médio-alto, aqueça e junte água. Coloque as couves e deixe vaporizar-saltear até estarem tenras, cerca de 10 minutos. Pode também decider quando estão cozinhadas, de acordo com a sua preferência.

3. Junte a cobertura aos verdes e continue a cozinhar em lume médio-alto, cerca de 2 minutos. Mexa frequentemente.

4. *Junte o feijão frade. Continue a cozinhar e a mexer mais um minute. Sirva de imediato.*

Informação Nutricional (por porção) | Calorias: 88 | Gorduras Totais: 5 g | Gorduras Saturadas: 0,57 g | Fibras: 3,3 g | Açúcares: 4,68

Garlic Shrimp with Zucchini Noodles

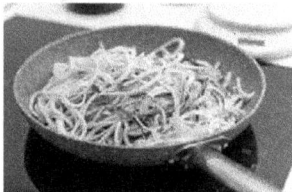

Foto porMarco Verch

Porções: 2
Tempo de Preparação: 15 minutos
Tempo de Cozedura: 15 minutos
Ingredientes

- 450 g de camarão, descascado e com os veios retirados
- 2 curgetes médias espiralizadas
- 2 colheres de sopa de cebolinho fresco picado
- 2 colheres de sopa de sumo natural de limão
- 4 dentes de alho, picados
- 2 colheres de sopa de óleo de coco
- Sal marinho
- *Pimenta preta moída na hora*

Preparação

1. Coloque uma frigideira em lume médio e aqueça o óleo.
2. Salteie o alho cerca de 2-3 minutos.
3. Junte o camarão e cozinhe 2-4 minutos ou até ficar rosa. Retire o camarão da frigideira.
4. Junte o sumo de limão e mexa. Deixe a mistura ferver e mantenha a fervura até a maior parte do líquido ter evaporado.
5. Misture os noodles de curgete e continue a cozinhar mais 3-4 minutos.
6. *Coloque de volta o camarão na frigideira e tempere a gusto.Mexa bem e polvilhe com o cebolinho antes de servir.*

Note:Não tem um espiralizador? Não há problema. Use um descascador de vegetais. Use-o para cortar cenouras, curgete e espargos em fitas compridas e finas.

Informação Nutricional (por porção) | Calorias: 120 | Gorduras Totais: 5 g | Gorduras Saturadas: 0 g | Fibras: 0 g | Açúcares: 0 g

Taças Vietnamitas de Almôndegas de Perú

Porções: 2
Tempo de Preparação: 5 minutos
Tempo de Cozedura: 15 minutos

Ingredientes

Para as almôndegas

- 450 g de peru moído
- ¼ chávena de óleo de coco
- 1 pedaço com cerca de de 2,5 cm de gengibre, ralado
- 2 dentes de alho. picados
- 1 colher de chá de molho de peixe
- 1 colher de chá de tamari
- ¼colher de chá de sal marinho
- *¼ colher de chá de pimenta branca*

Para fazer pickles rápidos

- 1 chávena de pepino cortado em rodelas finas
- 4 rabanetes, finamente fatiados
- ½ chávena de cenouras cortadas em palitos
- 2 colheres de sopa de vinagre de vinho de arroz
- 2 colheres de sopa de água

- *1 pitada de flocos de pimentos vermelhos*
  Para cobrir
- 100 g de noodles shirataki
- 2 gomos de lima
- *Mistura de ervas (como mangericão Thai, hortelã, coentros)*

Preparação

1. Para as almôndegas, misture todos os ingredients numa taça e faça bolas de 5 cm.
2. Coloque uma frigideira grande em lume médio-alto e aqueça o óleo. Cozinhe as almôndegas cerca de 3-4 minutos de cada lado até estarem todas bem passadas.
3. Para os pickles, junte todos os ingredients numa taça pequena.
4. Prepare os noodles shirataki de acordo com as instruções da embalagem.
5. *Para server, divida os noodles, as almôndegas de perú e os pickles por 2 taças. Guarneça cada uma das taças com ervas e um gomo de lima.*

Informação Nutricional (por porção) | Calorias: 684 | Gorduras Totais: 55,9 g | Gorduras Saturadas: 31,3 g | Fibras: 2,8 g | Açúcares: 4,31 g

Adobo Filipino de Frango

Porções: 4
Tempo de Preparação: 5 minutos
Tempo de Cozedura: 20 minutos
Ingredientes

- ½ kg. de frango desossado, cortado aos pedaços
- 2 colheres de sopa de molho de soja
- 3 colheres de sopa de vinagre de cidra
- 1½ colheres de chá de alho, picado
- *2 colheres de sopa de azeite*

Preparação

1. Num tacho, misture o molho de soja, o vinagre, o alho e o azeite.
2. Junte o frango e envolva-o com a mistura do molho de soja.
3. Ponha o tacho em lume médio, com o frango, cubra com o testo e deixe apurar 10-15 minutos.
4. Destape o tacho e ajuste o lume para médio-alto. Cozinhe até o frango ficar dourado. Mexa de vez em quando para não queimar.
5. *Sirva e desfrute!*

Informação Nutricional (por porção) | Calorias: 200 | Gorduras Totais: 9 g | Gorduras Saturadas: 1 g | Fibras: 0,2 g | Açúcares: 1,5 g

Sopa de Alcachofra e Couve Kale

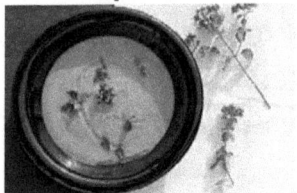

Porções: 4
Tempo de Preparação: 5 minutos
Tempo de Cozedura: 25 minutos
Ingredientes

- 2 chávenas de corações de alcachofra*
- 2 chávenas de folhas de couve kale, soltas e sem caules
- 950 ml decaldo de galinha com baixo teor de sódio
- ½ batata doce branca, cortada em fatias de 1-1,5 cm
- 1 chávena de leite de amêndoa sem adição de açúcar
- 1 cebola amarela grande, picada
- 1 pitada de pimenta caiena
- 1 pitada de noz-moscada moída
- 2 colheres de sopa de azeite
- *Sal marinho*

Preparação

1. Ponha uma panela em lume médio e aqueça o óleo.Salteie a cebola durante cerca de 8-10 minutos ou até ficar translúcida.

2. Junte a batata doce e continue a cozinhar, mexendo regularmente, até estar macia.

3. Adicione os corações de alcachofra, o caldo, a noz-moscada e a pimento caiena.Tempere com sal e deixe ferver.

4. Baixe o lume e deixe apurar por mais 10 minutos.

5. Junte a couve kale e tape a panela.Deixe por um minuto, até as folhas de kale estarem murchas.

6. Adicione o leite de amêndoa. De seguida, usando uma varinha mágica, triture a mistura até estar macia. Em alternativa, passe a sopa para um liquidificador e processe às porções.

7. Coe a sopa para retirar os fios dos corações de alcachofra. Sirva a sopa quente ou fria.

8. *Regue com azeite antes de servir.*

*Nota:Pode igualmente usar corações de alcachofra enlatados ou congelados.

Informação Nutricional (por porção) | Calorias: 170 | Gorduras Totais: 9 g | Gorduras Saturadas: 1 g | Fibras: 9 g | Açúcares: 2 g

Frango Italiano Assado Fácil e Vegetais Embrulhados

Porções: 2

Tempo de Preparação: 10 minutos

Tempo de Cozedura: 20 minutos

Ingredientes

- 1 peito de frango grande, cortado em cubos de 2,5 cm
- 1 chávena de flores de brócolos
- 1 curgete pequena, cortada em fatias
- 1 chávena de pimentos (da cor que quiser), fatiados ou picados
- ½ chávenas de tomates, cortados em pedaços grandes
- ½ chávena de cebola, fatiada ou picada
- 1 colher de sopa de azeite
- 1 colher de sopa de tempero italiano
- 1 colher de chá de alho em pó
- Sal marinho
- *Pimenta*

Preparação

1. Pré-aqueça o forno a 200°C (400°F).
2. Junte todos os ingredients numa taça grande e mexa até estarem bem misturados.

123

3. Corte 2 folhas de papel de alumínio com 30x30 cm e coloque-as sobre umtabuleiro. Dividaa misturapelas duas folhas, embrulhe-as cuidadosamente e feche o embrulho.
4. *Deixe no forno durante 20 minutos até o frango estar bem cozinhado. Pode servir com arroz.*

Informação Nutricional (por porção) | Calorias: 223 | Gorduras Totais: 9,9 g | Gorduras Saturadas: 1,6 g | Fibras: 4 g | Açúcares: 5,3 g

Gngibre e Laranja Salteados com Tofu

Porções: 4

Tempo de Preparação: 10 minutos

Tempo de Cozedura: 20 minutos

Ingredientes

- 1 molho médio de brócolos, cortando só as flores
- 1 bloco de tofu biológico extra-firme, cortado em cubos de 1-1,5 cm
- 1 colher de sopa de gengibre fresco, ralado
- 2 dentes de alho
- ¼ chávena de açúcar de coco
- 2 colheres de sopa de molhotamari
- 1 colher de sopa de vinagre de vinho de arroz
- ½ chávena de água
- 1 colher de sopa fécula de araruta
- 1 chávena de edamamecongelado
- 2 colheres de sopa de óleo de coco sem refinar
- ½ chávena de cajus crus
- 2 cebolas verdes, picadas

- 1 colher de sopa de sementes de sésamo
- 1 chávena de sumo natural de laranja
- *4 porções de arroz castanho cozinhado*

Preparação

1. Ponha o sumo de laranja num tacho pequeno em lume médio.Junte o alho, o gengibre, o molho tamari, o açúcar de coco e o vinagre.Mexabem e mantenha no lume até levantar fervura. Reduza o lume para o mínimo para manter uma fervura suave. Deixe cozinhar mais 10 minutos.

2. Coloque um tacho grande sobre o lume médio-alto e aqueça o óleo de coco. Salteie o tufu durante 5 minutos ou até estar bem dourado.

3. Junte o edamame e os brócolos.Continue a saltear mais 5 minutos ou até os brócolos estarem tenros.

4. Dissolva a fécula de araruta em água. Junte ao molho de gengibre e laranja e ajuste o lume para médio enquanto mexe continuamente.Cozinhe mais um minuto ou até a consistência engrossar. Retire o tacho do lume.

5. Verta o molho sobre o tofu e os vegetais. Junte os cajus e misture bem. Retire do lume.

6. *Para servir, coloque sobre arroz castanho.Cubra com cebolas verdes e sementes de sésamo.*

Informação Nutricional (por porção) | Calorias: 448 | Gorduras Totais: 29,8 g | Gorduras Saturadas: 10 g | Fibras: 9,1 g | Açúcares: 13,31 g

Frango Assado e Vegetais Saudáveis

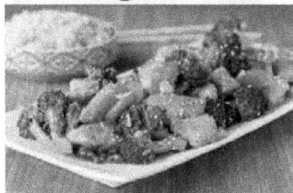

Foto porMeal Makeover Moms

Porções: 2
Tempo de Preparação: 5 minutos
Tempo de Cozedura: 15 minutos

Ingredientes

- 2 peitos de frango médios cortados em pedaços.
- 1 curgete, cortada em bocados
- 1 chávena de flores de brócolos
- 1 chávena de pimentos (qualquer cor à sua escolha), picados
- ½ cebola, picada
- ½ chávena de tomates cortados em bocados
- ½ colher de chá de pimenta preta
- 1 colher de chá de tempero italiano
- ¼ colher de chá de paprica
- 2 colheres de sopa de azeite
- *½ colher de chá de sal marinho*

Preparação

1. Prepare o forno, aquecendo-o a 260° (500°F).
2. Corte o frango em cubos e corte todos os vegetais em pedaços grandes.
3. Numa assadeira de tamanho médio, coloque o frango e os vegetais e depois o azeite, o tempero italiano e a paprica. Junte sal e pimento a gosto. Mexa para misturar.
4. *Asse durante cerca de 15 minutos até estar cozinhado. Sirva com arroz, salada ou pasta.*

Informação Nutricional (por porção) | Calorias: 241 | Gorduras Totais: 15,2 g | Gorduras Saturadas: 3 g | Fibras: 1,6 g | Açúcares: 2,3 g

Simple Stewed Pinto Beans and Collard Greens

Porções: 4
Tempo de Preparação: 10 minutos
Tempo de Cozedura: 20 minutos
Ingredientes

- 450 g de couves galegas, limpas e cortadas em tiras
- 3 chávenas de feijão carioca cozido
- 1 chávena de caldo de vegetais
- 1 cebola, picada
- 3 dentes de alho moído
- ½ colher de chá de paprika fumada
- 1 colher de sopa de azeite
- ½ colher de chá de sal (mais uma pitada)
- *1 traço de pimenta vermelha esmagada*

Preparação

1. Coloque uma frigideira media em lume médio e aqueça o óleo.Junte as cebolas e uma pitada de sal. Salteiedurante 7-8 minutos, mexendo regularmente, até as cebolas estejam ligeiramente douradas.
2. Junte o alho, o sal e a paprika.Deixe cozinhar mais 2 minutos.
3. Adicione o caldo e as couves. Tape a frigideira com uma tampa e deixe as couves murcharem. Reduza o lume para médio-baixo, retire a tampa e deixe cozinhar mais 10 minutos. Não se esqueça de ir mexendo com frequência.
4. *Junte o feijão carioca e pimento vermelha. Tempere a seu gosto.*

Informação Nutricional (por porção) | Calorias: 275 | Gorduras Totais: 5,38 g | Gorduras Saturadas: 0,8 g | Fibras: 16,8 g | Açúcares: 2,26 g

Poke Bowl de Salmão

Porções: 2
Tempo de Preparação: 5 minutos
Tempo de Cozedura: 20 minutos

Ingredientes

Para o salmão

- 250 g de salmão do tipo de sushi, sem pele e sem espinhas, cortado em pedaços de 2,5 cm
- 2 cebolas verdes medias, picadas
- 1 colher de chá de molho Sriracha
- 1 colher de sopa de sumo natural de limão ou de lima
- 1 colher de chá de vinagre de arroz
- 2 colheres de sopa de aminos de coco
- 1 colher de sopa de óleo de sésamo torrado
- 1 colher de sopa de sementes de sésamo
- *1 pitada de sal*

Para o arroz de couve-flor

- 2 chávenas de arroz de couve-flor
- 1 colher de sopa de vinagre de arroz
- 1 colher de sopa de ghee ou óleo de coco
- *¼ colher de chá de sal marinho*

Para as coberturas

- 1 folha de algas nori
- 1 abacate médio, sem pele e sem caroço
- 1 colher de sopa de ghee ou óleo de coco
- *Sal marinho*

Preparação

1. Primeiro coloque o salmão na marinada. Numa taça, misture o salmão, o óleo de sésamo, os aminos, o vinagre, o sumo de limão e o sal.Junte as cebolas verdese/ou as sementes de sésamo (coloque-as só quando for servir, se as prefere crocantes). Adicione o molho sriracha e misture bem. Refresque enquanto prepara o arroz de couve-flor.

2. Com a ajuda de um processador de alimentos, processe as flores da couve-flor até estarem muito finamente picadas.

3. Unte um tacho com ghee ou com óleo de coco e coloque em lume médio. Junte o arroz de couve-flor e deixe cozinhar durante 5-7 minutos, mexendo com frequência para não queimar.

4. Entretanto, misture o sal com o vinagre numa taça pequena.

5. Quando o arroz estiver cozinhado, retire do lume e passe-o para uma taça. Junte a mistura do sal e vinagre, mexa e reserve.

6. De seguida, corte a folha de algas nori em quartose corte cada quarto a meio.

7. Unte uma frigideira com ghee ou óleo de coco e toste as algas nori durante 30-60 segundos. Se preferir, pode temperar com sal.
8. Corte o abacate no tamanho que desejar.
9. Para preparar, divida o arroz de couve-flor por duas tigelas.Cubra com o salmão marinado, as algas nori e os pedaços de abacate. Sirva e delicie-se!

Informação Nutricional (por porção) | Calorias: 558 | Gorduras Totais: 42,4 g | Gorduras Saturadas: 13,4 g | Fibras: 8,8 g | Açúcares: 4,15 g

Conclusão

É mais fácil experimentar do que observar os benefícios do jejum intermitente. Se quiser usufruir de todos esses benefícios, vai precisar de vontade e determinação para saltar algumas refeições.

É não só um utensílio incrível para perder gordura e diminuir o risco de doenças crónicas, como também pode melhorar a longevidade, a força e o estado geral da saúde.

Agora que chegou ao fim deste guia, esperamos que o siga e anote tudo o que deve e não deve fazer no jejum intermitente e que o adapte como um modo de vida, e não como uma moda ou como uma tendência passageira que vai brevemente deixar para trás quando lhe for apresentada uma nova mudança de vida.

Parte 2

Introdução

Muito obrigado e parabéns por ter feito o download deste livro.

Ele contém etapas e estratégias comprovadas de como perder peso fazendo o jejum intermitente através da dieta 5 por 2, também conhecida como a dieta dos 2 dias. Você vai aprender a preparar muitas receitas incríveis e fáceis que são compatíveis com a dieta 5 por 2, ajudando-o a melhorar a sua energia e a emagrecer.

Agradeço novamente por ter feito o download deste livro e espero que você tire o máximo proveito dele!

Como a Dieta 5 por 2 Funciona

A dieta 5 por 2 estabelece que as pessoas limitem o consumo de calorias por 2 dias não consecutivos e no restante da semana comam normalmente, mas de maneira equilibrada. Este método é considerado eficaz para emagrecer e proporcionar boa saúde de maneira geral.

Dicas para quem for fazer esta dieta
Durante os dias de baixo consumo de calorias, os homens devem ingerir 600 calorias e as mulheres, 500. As porções de alimentos devem ser controladas para se obter os melhores resultados.
Você certamente também deve aprender a planejar as suas refeições de forma adequada. O planejamento alimentar é essencial quandovocê faz esta dieta, o que permite saber quantas calorias você está consumindo e fazer boas escolhas de alimentos.
Você nunca deve confundir o jejum normal com a dieta 5 por 2. Em geral, as pessoas não comem ou bebem nada

quando jejuam.Entretanto, com a dieta 5 por 2, você vai apenas limitar o consumo de alimentos nos 2 dias da semana que escolher.

Se você não criar o hábito de limitar o consumo de calorias nos dias que escolheu, o risco de desenvolver problemas de saúde aumenta, sem contar a maior probabilidade de engordar. Na verdade, o seu metabolismo diminui se você não se alimenta, portanto, se você não comer adequadamente, mais gordura será armazenada no seu corpo.

Além disso, você vai perceber que distribuir o consumo de calorias ao longo do dia é a melhor coisa a fazer. Isso evita que você fique com fome em diferente horários do dia.

Comer várias vezes por dia é mais aconselhável do que comer apenas três vezes. Ao comer três refeições completas, você pode e vai ficar com fome até a próxima refeição, sendo obrigado a beliscar alguma coisa.Ao fazer entre cinco e seis refeições pequenas por dia, você evita ataques de fome e desejos de comer alguma coisa entre as refeições.

Nos dias em que você não estiver "jejuando", você vai poder comer o que quiser. Praticamente não existem limites aos tipos de alimentos que você deseja consumir no café da manhã, almoço, jantar ou lanche da manhã ou da tarde. Naturalmente, se você quiser emagrecer mais rapidamente, você deve optar por alimentos mais saudáveis.

Na medida do possível, evite comer alimentos processados. Fuja dos "fast foods" e alimentos com baixo valor nutricional. Você também deve preparar as suas refeições em casa usando alimentos frescos em vez de comprar comidas de micro-ondas prontas.

Fast foods, alimentos industrializados e com baixo valor nutricional geralmente contêm muitas calorias. Porém, mesmo que você não ultrapasse o seu limite de calorias ingeridas, os nutrientes que esses alimentos oferecem ainda são insuficientes. E obviamente, você vai adoecer se o seu corpo não dispuser dos nutrientes adequados.

Não se esqueça de beber bastante água todos os dias. Ela é essencial para manter o seu corpo hidratado e, como não tem nenhuma caloria, você pode beber quanto quiser. Beber chás de ervas, café preto e até refrigerante diet também é permitido. Evite bebidas com alto teor de calorias, como leite.

Saúde deve ser a sua prioridade número 1.Se o seu objetivo é perder peso, você deve fazer isso pelo bem da sua saúde. Fazer dieta e ficar abaixo do peso simplesmente porque você quer ter a aparência de um modelo não é recomendável.A dieta deve ser feita para alcançar e manter o seu peso ideal, não para fins estéticos.

Além disso, certifique-se de que você está descansando e dormindo o suficiente. Pare de fumar, consumir bebidas alcoólicas, fazer uso de drogas ou qualquer outro mau hábito que você possa ter. Lembre-se de que uma dieta adequada está altamente associada a um estilo de vida saudável. Se você quiser ver bons resultados, defina os seus objetivos e se organize.

Benefícios da Dieta 5 por 2
Durante dois dias da semana você vai ingerir somente 25% do seu consumo normal de calorias. Desta forma, você já vai perceber resultados visíveis em apenas algumas semanas.A melhor coisa desta dieta é que você não tem que comer pouco todos os dias da semana.
Com ela, o seu corpo não vai armazenar mais gordura do que ele precisa, consequentemente, a obesidade pode ser evitada. Não se esqueça de que estar acima do peso ou ser obeso não é uma coisa saudável, podendo causar doenças potencialmente fatais.
A dieta 5 por 2 também proporciona outros benefícios de longo prazo. Por exemplo, ela reduz os níveis dofator de crescimento semelhante à insulina-1 ou IGF-1, que é o hormônio de crescimento responsável pelo processo de envelhecimento do corpo. Se você tiver

níveis de hormônios bem equilibrados, o seu corpo vai poder funcionar da melhor maneira possível.

Além disso, você vai se sentir renovado, com uma aparência jovem e bonita e prevenir o desenvolvimento de câncer. A dieta 5 por 2 pode ativar os genes de reparo do DNA e os riscos de pressão alta e diabetes tipo 2.

Ao fazer esta dieta, você também vai poder reduzir os seus níveis de colesterol ruim e glicose no sangue, além de melhorar suas funções cognitivas e evitar a doença de Alzheimer e demência. O seu sistema digestivo também vai descansar por um tempo.

Todo mundo pode fazer a Dieta 5 por 2?
Este tipo de dieta costuma ser segura. Entretanto, ela pode não ser apropriadapara gestantes ou mulheres que estejam amamentando e para pessoas com certos problemas de saúde. Os diabéticos, por exemplo, poder ter efeitos

colaterais inconvenientes se fizerem esta dieta.

Por isso, é imprescindível que você consulte o seu médico antes de começar fazer a Dieta 5 por 2 ou qualquer outro programa de dieta. Certifique-se de fazer os exames necessários, incluindo exames de sangue, para verificar se você realmente está apto a começar esta dieta.

Se você começar a fazer a Dieta 5 por 2 e sentir algum efeito colateral desagradável, procure assistência médica imediatamente. O seu médico pode aconselhá-lo ainterromper a dieta se você sentir tonturas, irritabilidade, dores de cabeça, falta de energia e dificuldade para dormir.

Receitas de Café da Manhã

O café da manhã é a refeição mais importante do dia, e é por essa razão que você nunca deve pulá-lo. Se você não tomar café da manhã, você não vai ter energia suficiente para realizar suas tarefas ou até mesmo raciocinar direito. Quando você estiver fazendo a Dieta 5 por 2, é muito importante que você escolha o que vai comer de forma racional. Para o café da manhã, você pode ingerir alimentos que contenham 100 calorias ou menos. Aqui estão alguns bons exemplos:

Ovo cozido com gema mole ou dura
Um ovo grande geralmente tem 100 calorias. Ele contém muita proteína e pode saciar a sua fome até a hora do almoço, sendo também muito fácil de preparar. Pegue um ovo e coloque em uma panela com água fervente. Se quiser mais sabor, adicione um pouco de sal.

Ovos mexidos com cogumelos

Esta refeição tem aproximadamente 91 calorias. Um ovo médio geralmente tem 78 calorias e 100 gramas de cogumelos picados, 13. Este prato é muito fácil de preparar. Basta colocar o ovo em uma panela, mexer e adicionar os cogumelos. Não use manteiga ou leite.Se você quiser que o ovo não grude na panela, use uma panela antiaderente.

Omelete de espinafre

Omelete é outra excelente refeição que você pode preparar com um ovo. Esta omelete de espinafre tem cerca de 94 calorias. Um ovo médio tem 78 calorias e 60 gramas de espinafre, 16. O ovo tem muitas proteínas e o espinafre é rico em ferro. Para preparar esta refeição, quebre o ovo, bata e despeje em uma panela de preferência antiaderente. Quando a parte de baixo da omelete estiver cozida, junte o espinafre. Adicione um pouco de pimenta-do-reino, sal e ervas para deixar a omelete mais saborosa.

Omelete de presunto

Se você gostar de carne, substitua o espinafre (da receita de omelete de espinafre acima) por presunto. Esta omelete de presunto tem 97 calorias. Um ovo médio tem 78 calorias e uma fatia de presunto, 19. Esta deliciosa receita pode ser preparada em apenas 5 minutos. Pique o presunto em pedacinhos e reserve. Quebre o ovo, bata e despeje em uma panela. Quando a omelete estiver quase pronta, adicione os pedacinhos de presunto.Perceba que quanto menores os pedaços de presunto, mais gostosa a sua omelete vai ficar. Esta refeição contém bastante proteína e pode deixá-lo satisfeito até a hora do almoço.

Torrada com feijão

Se você quiser comer torrada no café da manhã, você pode preparar esta receita simples. Uma fatia de pão integral tem 55 calorias e 50 gramas de feijão assado*, 42, totalizando 97 calorias. Basta torrar o pão, esquentar o feijão e pronto.

*Receita de feijão assado:

- 500 g de feijão branco cru
- 1 cebola picada
- 130 g de bacon picado
- ¼ de xícara de melado
- ¼ de xícara de açúcar mascavo
- ½ xícara de ketchup
- ¼ de colher (chá) de pimenta-do-reino
- 1 colher (sopa) de vinagre de maçã
- 1 colher (chá) de sal

Preparo:

1. Deixe o feijão imerso em água por algumas horas. Depois escorra antes de utilizar.
2. Pré-aqueça o forno a 180°C.
3. Em uma panela grande de ferro esmaltado (ou outra que possa ir ao forno), frite o bacon por aproximadamente 5 minutos. Adicione a cebola, o sal e a pimenta e deixe por mais 5 minutos, até a cebola ficar macia.
4. Adicione o feijão (escorrido), o melado, o açúcar mascavo, o ketchup e o vinagre. Mexa bem e coloque 5 xícaras de água. Mexa mais um pouco e deixe ferver.
5. Tampe a panela e leveao forno por aproximadamente 2 horas (retire do forno e mexa um pouco durante esse tempo - 2 vezes é o suficiente). Retire a tampa e deixe por mais 1 hora, para o molho ficar mais espesso.

Pão com mel

Uma fatia de pão integral tem 55 calorias e duas colheres de chá de mel, 40, somando 95 calorias. Pão e mel são perfeitos se você gosta de torradas e está com vontade de comer alguma coisa doce. Está receita light e gostosa vai matar a sua vontade de comer doce e dar a energia que você precisa para começar o dia.

Banana e mel
Se você gosta muito de mel, você também pode consumi-lo com banana. Uma banana pequena tem 89 calorias e meia colher de chá de mel, 10. Esta receita fácil tem o total de 99 calorias. Fatie uma banana em pedaços pequenos e despeje mel por cima. Se preferir, amasse a banana e regue com o mel.

Melancia
Comer frutas no café da manhã é ideal também. Por exemplo, uma fatia de 300 gramas de melancia é light e naturalmente doce, contendo 96 calorias, e muito melhor do que uma barra de cereal.

Blueberries, kiwi e iogurte grego
Blueberries e kiwi são frutas que você também deve consumir. Você pode misturá-los com iogurte grego.Coloque os

ingredientes em um bowl ou em um processador de alimentos se quiser um smoothie de iogurte. Cinquenta gramas de blueberries têm 29 calorias e um kiwi picado, 42. Três colheres de sopa de iogurte grego zero gordura contêm 24 calorias. Esta receita tem 95 calorias no total.

Damascos, frutas vermelhas variadas e iogurte grego
Da mesma forma, o iogurte grego combina bem com damascos e frutas vermelhas, como framboesa, morango e amora. Um damasco tem 17 calorias. Cinquenta gramas de framboesas contêm 19 calorias, enquanto 50 gramas de morango somam 16. Cinquenta gramas de amora têm 20caloriase 3 colheres de sopa de iogurte grego zero gordura, 24. Esta deliciosa mistura de iogurte e frutas totaliza 96 calorias.

Uva-passa branca, amêndoas eiogurte grego

Outros ingredientes que você pode misturar com iogurte gregosão uva-passa branca e amêndoas. Uma colher de sopade uva-passa branca contém 42 calorias,4 amêndoas totalizam 28 e 3 colheres de sopadeiogurte gregozero gordura têm 24. Esta receita soma 94 calorias no total. Para prepará-la, triture as amêndoas, que são ricas em gorduras saudáveis e proporcionam energia e saciedade por mais tempo. Misture bem as amêndoas, as uvas-passas e oiogurte grego. Aproveite.

Mingau

Um bowl de mingau é uma excelente maneira de começar o dia. Ele contém aveia que mantém você saciado até a hora do almoço. Vinte e cinco gramas de mingau de aveia têm 89 caloriase meia colher de chá de mel, 10, totalizando 99 calorias. Para evitar ultrapassar o seu limite de calorias, você deve usar água em vez de leite nesta receita. Lembre-se de que água não contém calorias. Você também pode adicionar uma pitada de canela em pó para adoçar o seu mingau. Não se preocupe porque a quantidade de calorias em uma pitada de canela é insignificante.

Receitas para o Almoço

O almoço também é uma importante refeição do dia. Portanto, ele tem que ser rico em nutrientes essenciais para você ter energia suficiente para realizar as suas tarefas. Ele também deve manter você saciado até a sua próxima refeição. Pratos com carne são excelentes, mas sopas e saladas também são ideais para o almoço. Como você está fazendo a Dieta 5 por 2, você deve limitar o seu consumo a 200 calorias. Aqui estão excelentes receitas de almoço que você pode experimentar:

Pão pita com frango (162caloriaspor porção)

✓ *Tempo de preparo: 25minutos*
✓ *Tempo de cozimento: 10minutos*
✓ *Tempo total: 35minutos*

Ingredientes:

- 2colheres (sopa)deiogurte desnatado
- 2colheres (chá) depurê de tomate
- 2colheres (chá) depasta de curry
- 1colher (chá) deazeite
- 150g de peito ou coxa de frango sem pele (não cozido e cortado em tiras)
- 2unidades de pãopita
- Tomates-cereja
- Alface

Preparo:

Misture bem a pasta de curry, o iogurte e o purê de tomate antes de adicionar o frango. Envolva as tiras de frango na mistura, cubra e leve ao refrigerador por 15minutos. Aqueça uma panela antiaderente e adicione o azeite. Coloque o frango na panela e frite emfogo médioentre 5 e 8 minutos. Pique as folhas dealfacee coloque nos pães juntamente com o frango. Sirva com os tomates e outros vegetais e frutas.

Pão pita assado com salmão defumado (194 calorias)
✓ *Tempo de preparo: 5minutos*
✓ *Tempo de cozimento: 10minutos*
✓ *Tempo total: 15minutos*

Ingredientes:
- 1unidade de pão pita
- 1colher (sopa) decream cheese light
- 1colher (chá) dealcaparras drenadas
- ¼ de cebola roxa, cortada em cubos
- Fatias de salmão defumado
- 1 cunha de limão siciliano
- Alface
- Endro fresco

Preparo:
Preaqueça o forno a 180°C. Espalhe um pouco de cream cheese no pão e adicione as fatias de salmão. Espalhe um pouco de cebola e alcaparras por cima. Leve ao forno e asse por 10 minutos. Quando o

pão estiver crocante e dourado, retire do forno. Sirva com endro, alface e uma cunha de limão.

Batatas amassadas com brotos de ervilha (170calorias)

✓ *Tempo de preparo: 15minutos*
✓ *Tempo de cozimento: 22minutos*
✓ *Tempo total:37minutos*

Ingredientes:
- 500g de batatas
- 100g depontas de aspargo
- 100g deervilhas cozidas
- 8 ovos de codorna cozidos
- 2a 4 cebolinhas-verdes, picadas
- 1limão siciliano
- 3colheres (sopa) deazeite
- Brotos de ervilha
- Agrião e mostarda
- Sal e pimenta-do-reino

Preparo:
Cozinhe as batatasem uma panela com água e sal por 15a 20minutos. Quando as batatasestiverem macias, adicione o aspargo. Cozinhe em fogo brando por mais 2 minutos, retire do fogo e mergulhe em água fria para parar o cozimento. Corte as batatas em metades e amasse-as com um

garfo. Em um bowl, adicione o azeite e o limão para preparar o molho. Despeje um pouco do molho sobre as batatas e adicione as cebolinhas. Coloque o aspargo, as batatas, as ervilhas, os ovos e os brotos em um prato. Decore as bordas do prato com agrião e mostarda. Adicione o restante do molho e sirva.

Laranja, bife e radicchio (179calorias)

✓ *Tempo de preparo: 10minutos*
✓ *Tempo de cozimento: 12minutos*
✓ *Tempo total: 22minutos*

Ingredientes:

- 2bifes de lombo bovino (150 gramas, cada)
- Suco de 2laranjas
- 6colheres (chá) deazeite
- 2colheres (chá) devinagre
- 1colher (chá) demostarda
- 2cabeçaspequenas de endívia, picadas
- 1cabeça pequena de radicchio, picada
- 1cebola roxa, picada
- Rúcula selvagem
- Sal e pimenta-do-reino

Preparo:
Aqueça uma panela em fogo médio. Esfregue uma colher de chá de azeitenos bifes. Frite cada lada por cerca de 2 minutos. Embrulhe os bifes em papel alumínio e reserve. Coloque o suco de laranja em uma panela e ferva até engrossar. Retire do fogo e adicione a mostarda, o vinagre, os temperos e um

pouco de azeite. Coloque a endívia, a cebola roxa e o restante do azeite. Cozinhe por mais alguns minutosaté ficarem macios e dourados. Misture com a laranja. Corte os bifes em fatias e sirva com a rúcula e o radicchio.

Sopa de pimentão vermelho (120calorias)
✓ *Tempo de preparo: 15minutos*
✓ *Tempo de cozimento: 30minutos*
✓ *Tempo total: 45minutos*

Ingredientes:
- 4 pimentões vermelhos, sem sementes e cortados ao meio
- Azeite
- 2cebolas, cortadas em cubos
- 4 dentes de alho, picados
- 1pimenta malagueta, picada finamente
- 1 lata (400g) de tomate pelado
- ½ litro de caldo de legumes
- 1colher (sopa) desementes de funcho/ erva-doce
- Molho Tabasco
- Folhas de tomilho ou manjericão
- Sal e pimenta-do-reino

Preparo:
Preaqueça a grelha. Grelhe os pimentões até a pele ficar bem queimadinha. Tire da grelha e coloque-os em um saco plástico para esfriarem. Aqueça uma panela e adicione o azeite. Refoque as sementes de

funcho, o alho e a cebola em fogo médiopor aproximadamente 5minutos. Retire a pele dos pimentões, pique e adicione à panela. Coloque todos os outros ingredientes, menos as folhas de tomilho ou manjericão. Espere levantar fervura e cozinhe em fogo brando por 15 a 20 minutos. Coloque em um processador de alimentos e bata até atingir a consistência de sopa. Coloque a sopa de volta na panela e ajuste os temperos. Decore com as folhas de tomilho ou manjericão e sirva com pão.

Sopa de tomate assado e alho (70calorias)
✓   *Tempo de preparo: 5minutos*
✓   *Tempo de cozimento: 50minutos*
✓   *Tempo total: 55minutos*

Ingredientes:
- Óleo spray culinário
- 500g de tomates, cortados em quatro
- 600ml de caldo de legumes
- 2cebolas roxas, cortadas em quatro
- 1cabeça de alho
- 1pimentão vermelho, sem sementes e cortado em quatro
- 1colher (sopa) de vinagre balsâmico
- 1colher (sopa) de molho inglês
- Folhas de manjericão
- Sal e pimenta-do-reino

Preparo:
Preaqueça o forno a 220°C. Coloque o alho, a cebola, o pimentão e os tomates em uma assadeira e tempere com sal e pimenta. Pulverize um pouco de spray culinário e asse por 45minutos ou até os vegetais ficarem macios e as bordas comecem a ficar tostadinhas. Retire do

forno e espere esfriar por alguns minutos. Coloque em um processador de alimentos, adicione o vinagre balsâmico, o molho inglês e o caldo de legumes. Bata até atingir a consistência de purê. Transfira para uma panela média. Aqueça entre 3 e 5 minutos, decore com as folhas de manjericão e sirva. Se quiser, você também pode servir a sopa fria.

Sopa de legumes (163calorias)

✓ *Tempo de preparo: 15minutos*
✓ *Tempo de cozimento: 20minutos*
✓ *Tempo total: 35minutos*

Ingredientes:

- 1litro de caldo de legumes ou galinha
- 200g de batata tipo bolinha
- 100g decenouras baby, cortadas ao meio
- 100g deervilhas congeladas
- 12 folhas de hortelã
- 3ou 4 folhas de couve galega ou couvemanteiga
- 4 talos de cebolinha-verde, picados
- 2dentes de alho
- 1cebola pequena, picada
- 1talo de aipo/ salsão, fatiado

Preparo:

Ferva o caldo em uma panela. Adicione as cenouras, a cebolinha, a cebola, o alho, o aipo/ salsão e as batatas e cozinhe em fogo brando entre 12e15minutos ou até as batatas ficarem macias. Adicione as ervilhas e a couve, cozinhe por mais

5minutos. Decore com as folhas de hortelã
e sirva.

Sopa de galinha com missô (132 calorias)

✓ *Tempo de preparo: 15minutos*
✓ *Tempo de cozimento: 10minutos*
✓ *Tempo total: 25minutos*

Ingredientes:
- 8 cogumelos shitake, fatiados
- 2 sachêsde pasta de missô, 15 gramascada
- 1peito de frango, cortado em tiras
- 1dente de alho, amassado
- ½ colher (chá) degengibre, ralado
- ¼ de uma cabeça de repolho, picada
- Shoyu

Preparo:
Ferva 600ml de água emuma panela média. Adicione o missô e mexa bem. Coloque os outros ingredientes, menos o repolho. Cozinhe em fogo brando por aproximadamente10minutos. Adicione o repolho e cozinhe por mais 3minutos. Sirva e aproveite.

Salada de feijão com molho de mostarda (180calorias)

✓ *Tempo de preparo: 25minutos*
✓ *Tempo de cozimento: 5minutos*
✓ *Tempo total: 30minutos*

Ingredientes:
- 1 lata (400g) de feijão corado/borlotti*
- 1 lata (400g) de feijão branco
- 90g de vagens, cortadas ao meio
- 6 tomates-cereja
- 2talos de aipo/ salsão
- 1cebola roxa, picada

Ingredientes para o molho:
- 4colheres (sopa) deazeite
- 2colheres (sopa) demostarda
- 1colher (sopa) de mel
- Suco de 1 limão siciliano
- Sal e pimenta-do-reino

*Se você não encontrar feijão corado/borlotti em lata:

O feijão corado é vendido nos mercados em forma de vagem.

Abra as vagens pressionando nas emendas e separe os grãos

Em seguida os grãos devem ser lavados e escorridos.

Coloque numa panela, cubra com água, salgue e deixe ferver por uns quarenta minutos.

Deixe os grãos sempre cobertos de água, durante o cozimento.

Quando o feijão estiver macio, escorra a água de cozimento.

Preparo:
Coloque as vagens em um recipiente para micro-ondas e adicione 2 colheres de sopa deágua. Cubra e leve ao micro-ondas por 2 minutos. Retire o recipiente, enxague as vagens em água fria e coloque em um bowl. Enxague a cebola roxapara reduzir o sabor forte e adicione ao bowl. Coloque os tomates, o aipo/ salsão e os feijões. Para o molho, misture bem o mel, o suco de limão, o azeite e a mostarda em um bowl pequeno. Adicione o sal e pimenta e agite. Regue o molho sobre a salada e sirva.

Salada de camarão e pepino (100calorias)

✓   *Tempo de preparo: 25minutos*
✓   *Tempo de cozimento: 5minutos*
✓   *Tempo total: 30minutos*

Ingredientes:

- 280g de camarão tigre
- 1pepino
- 3colheres (chá) deóleo de gergelim
- 2colheres (chá) de sal
- Espinafre baby

Ingredientes para o molho:

- 1dente de alho
- ½ pimenta malagueta
- 4colheres (sopa) desuco de limão-taiti
- 2colheres (sopa) defolhas de coentro, picadas
- 1colher (sopa) de folhas de hortelã, picadas
- 1colher (sopa) de molho de peixe
- 1colher (chá) deaçúcar mascavo

Preparo:

Corte o pepinoem pequenos pedaços diagonais e coloque em um escorredor. Salpique um pouco de sal e mexa. Reserve por cerca de 1 hora. Prepare o molho misturando todos os ingredientes em um bowl. Enxague o pepino e seque com papel-toalha e adicione ao molho.Adicione o espinafre e mexa delicadamente. Prove e adicione mais tempero se quiser. Preaqueça uma panela e adicione 1 colher de chá deóleo de gergelim. Cozinhe os camarões por alguns minutosaté ficarem com um tom rosa e coloque-os com uma colher sobre a salada. Regue com o restante de óleo de gergelim. Decore com as folhas de coentro e sirva.

Receitas para o Jantar

Muitas pessoas que fazem dieta acreditam que pular o jantar pode fazer com que percam peso mais rapidamente. Porém, esta percepção não é muito boa. Pular o jantar pode ser prejudicial para a saúde. Se você quiser emagrecer e ainda continuar saudável, você deve contar as calorias que ingere. O jantar é uma refeição que você deve aguardar com ansiedade ao final do dia. Deleite-se com um delicioso jantar depois de um dia de trabalhocansativo. A Dieta 5 por 2 recomenda o consumo de 200 a 300 caloriasno jantar. Aqui estão algumas receitas incríveis que você pode experimentar:

Chowmein de vegetais (170calorias)

✓ *Tempo de preparo: 15minutos*
✓ *Tempo de cozimento: 5minutos*
✓ *Tempo total: 20minutos*

Ingredientes:
- 300g de macarrão para yakisoba, cozido
- 125g de shimeji preto
- 125g de brócolis
- 2colheres (sopa) deóleo vegetal
- 1 ou 2colheres (sopa) demolho de ostra
- 1colher (sopa) de shoyu
- 1colher (sopa) de vinagre de arroz
- 1pimentão vermelho, fatiado
- 1cenoura, fatiada
- 1 limão-taiti

Preparo:
Preaqueça uma panela grande e adicione o óleo. Refogue o shimeji, o brócolis, o pimentão e a cenoura por 2 ou 3 minutos. Adicione o molho de ostra, o shoyu e o vinagre. Coloque o macarrão e cozinhe por mais alguns minutos. Transfira para uma travessa e esprema o limão por cima. Sirva e deguste.

Ratatouille assado (150calorias)

✓ *Tempo de preparo: 20minutos*
✓ *Tempo de cozimento: 1 hora*
✓ *Tempo total: 1 hora e 20minutos*

Ingredientes:
- 1 lata (400g) de tomates picados ou em cubos
- 4 tomates italianos, cortados ao meio
- 2pimentões, sem sementes e cortados ao meio
- 2dentes de alho
- 2abobrinhas, cortadas em fatias
- 2 cebolas roxas
- 1berinjela, cortada em fatias
- 5colheres (sopa) deazeite
- 1colher (sopa) deorégano seco
- Sal e pimenta-do-reino

Preparo:
Preaqueça o forno a 190°C. Coloque todos os vegetais, menos os tomates, em uma assadeira grande. Tempere com sal, pimenta, orégano eazeite. Misture todos

os ingredientes com as mãos. Asse por 45 a50minutosaté que os vegetais fiquem macios e dourados, mexendo algumas vezes. Em uma panela separada, frite o alho até dourar. Adicione os tomates e cozinhe por 10minutos. Junte os vegetais assados à panela.

Hambúrguer de peixe (141calorias)

✓   *Tempo de preparo: 10minutos*
✓   *Tempo de cozimento: 6minutos*
✓   *Tempo total: 16minutos*

Ingredientes:
- 400g de filé de peixe
- 5colheres (sopa) desalsinha, picada
- 1colher (sopa) de alcaparras
- 1colher (sopa) deazeite
- Raspas de limão siciliano
- Farinha de trigo
- Sal e pimenta-do-reino

Preparo:
Corte os filés de peixe em pedaços bem pequenos ou coloque-os em um processador de alimentos. Adicione as alcaparras, a salsinha e as raspas de limão. Misture bem todos os ingredientes com as mãos, divida em dois e molde em formato de hambúrguer. Leve à geladeira para resfriar até ficarem firmes. Preaqueça uma panela e adicione o azeite. Salpique um pouco de farinha sobre os hambúrgueres antes de fritá-los em fogo médio ou baixo.

Frite cada lado por 3 minutos ou até dourar. Sirva com pão ou salada.

Macarrão Udon com caldo oriental (250calorias)

✓ *Tempo de preparo: 5minutos*
✓ *Tempo de cozimento: 15minutos*
✓ *Tempo total: 20minutos*

Ingredientes:

- 250g de cogumelos variados (shitake, paris e shimeji preto)
- 170g de arroz ou macarrão udon
- 150g de lombo bovino, cortado em cubos pequenos
- 100g deervilha-torta
- 1,5litros de caldo de legumes ou carne
- 1 sachê de pasta de missô
- 2cebolinhas-verdes, picadas
- 1dente de alho
- 1pimenta malagueta, picada
- 1ou 2 colheres (sopa) de shoyu ou molho de peixe
- Fatias de gengibre
- Cunhas de limão-taiti

Preparo:

Ferva um pouco de água com sal em uma panela e adicione o macarrão. Cozinhe por

6 a 8minutos, drene o macarrão e enxague em água fria. Reserve. Em outra panela, aqueça o gengibre e o caldo. Adicione shoyu ou molho de peixe e a pasta de missô e espere levantar fervura. Coloque os cogumelos, a pimenta e o alho. Cozinhe em fogo brando por 3minutos. Adicione a carne e as ervilhas. Cozinhe em fogo brando por 2 minutose adicione sal e pimenta para dar mais sabor. Coloque o macarrão em um bowl e despeje o caldo por cima. Decore com um pouco de cebolinha e sirva imediatamente com as cunhas de limão.

Tomates marroquinos (221calorias)

✓ *Tempo de preparo: 5minutos*
✓ *Tempo de cozimento: 10minutos*
✓ *Tempo total: 15minutos*

Ingredientes:
- 100g de aspargos, picados
- 2ovos médios
- 1 tomate grande, fatiado
- 1dente dealho, picado
- 2colheres (sopa) deazeite
- Cominho ou páprica
- Sal e pimenta-do-reino

Preparo:
Preaqueça uma panela e adicione o azeite. Refogue os aspargos por 2 minutose adicione o alho. Refoque por 1 minuto e adicione as fatias de tomate. Cozinhe por mais 2 minutos. Quebre os ovos na panela. Tampe a panela e espere os ovos cozinharem de acordo com a sua preferência. Adicione um pouco de sal e pimenta. Sirva com pão e aprecie.

Ensopado de linguiça e abóbora (264calorias)

✓ *Tempo de preparo: 10minutos*
✓ *Tempo de cozimento: 25minutos*
✓ *Tempo total: 35minutos*

Ingredientes:
- 140g de linguiça condimentada, fatiada
- 680g de macarrão da sua preferência
- 1cebola, picada
- 1abóbora manteiga, cortada em cubos pequenos
- Salsinha

Preparo:
Preaqueça uma panela, adicione as fatias de linguiça e cozinhe em fogo alto por 2minutos. Quando a linguiça começar a soltar gordura, retire da panela e reserve. Coloque a cebola na panela e refogue por 5minutos. Adicione a abóbora, a linguiça e o macarrão. Adicione água e ferva entre15e20minutos ou até a abóbora ficar macia, mas sem desmanchar. Adicione

alguns condimentos e decore com salsinha. Sirva e aproveite.

Ideias de Snacks e Sobremesas

Acredite se quiser, comer snacks e sobremesas não vai atrapalhar os seus objetivos para perder peso. Na verdade, a ingestão de snacks pode ajudar a evitar ataques de fome durante o dia. Você também pode comer sobremesas deliciosas, basta não ultrapassar o seu limite diário de calorias. Aqui estão algumas dicas incríveis de snacks e sobremesas para a sua Dieta 5 por 2:

Palitos de cenoura e húmus
Você pode comer ¼ de potinho de húmus e 4 palitos de cenoura no seu lanche da tarde. Este petisco tem 100calorias.

Crumpets tostados*
Alimentos assados não costumam ser ideais se você tiver fazendo dieta. Porém, um crumpet tostado com queijo light pode

ser um ótimo snack, e com apenas 100 calorias. Evite consumir com manteiga.

 *Receita de crumpets (mini-panquecas)

Ingredientes:

- 1 xícara de farinha de trigo
- 1 colher (sopa) de fermento biológico seco
- 1 colher (chá) de açúcar
- 175 ml de leite morno
- 75 ml de água morna
- ¼ de colher (chá) de bicarbonato de sódio
- ½colher (chá) de sal

Preparo:

Em uma vasilha mistura o fermento com a farinha e o açúcar; adicione o leite e misture bem, até a massa ficar lisa. Cubra a vasilha e deixe descansando por cerca de 20min, até a massa estufar e começar a murchar.

Em outra vasilha misture a água com o bicarbonato e o sal, até dissolver tudo. Aos poucos, vá adicionando essa mistura à massa descansada. Talvez não precise usar tudo, o ponto é quando a massa estiver parecendo mais um creme que uma massa. E ela começa a ficar elástica também. Cubra novamente e deixe descansar por mais 20min.

Aqueça uma frigideira, ou uma chapa, e faça as panquequinhas. O comum é usar um molde, tipo esses aros de fritar ovo. Ele ajuda o crumpet a ficar perfeitamente redondo e a subir mais também. Se for experimentar usar lembre-se de untar antes pois essa massa é bem grudenta. Se não tiver o molde apenas tente fazer um círculo com umas duas colheradas de massa. Espere a parte de baixo dourar, e a de cima ter bolhas, tirando do aro antes de virar. Isso deve demorar cerca de 4-5minutos para cada lado. Depois que os dois lados estiverem dourados retire da frigideira e sirva.

Uma pera
Peras são refrescantes e ricas em vitaminas. Uma pera média geralmente tem 100 calorias.

Espiga de milho
Uma espiga de milho é altamente recomendada para consumir no verão. Tempere com um pouco de sal para dar mais sabor. Uma espiga tem 100calorias.

Jujubas/ Balas de goma
Se você estiver com vontade de comer doce, você pode consumir 25 jujubas que totalizam 100 calorias.

Amêndoas
Amêndoas são um excelente petisco. Nutritivas e deliciosas. Quatorze amêndoas contêm 98 calorias.

Banana

Congeladas ou in natura, bananas são muito boas como snack ou sobremesa. Uma banana tem 95calorias.

Manga

Quatro fatias de manga proporcionam apenas 90 calorias. Se você quiser alguma coisa doce depois do jantar, coma uma manga.

Marshmallows

Quatro unidades de marshmallow também têm 90calorias. Você pode comê-los diretamente da embalagem ou tostá-los. Adicioná-los a uma xícara de chocolate quente também é uma boa ideia.

Blueberries

Estas frutas são gostosas e saudáveis, sendo excelentes como snack ou sobremesa. Uma xícara fornece 83 calorias.

Passas cobertas com chocolate
Se você pensa que nunca mais vai poder comer chocolate como sobremesa, você está totalmente enganado!Passas cobertas com chocolate são deliciosas e têm apenas 80calorias.

Pêssegos
Além de deliciosos, os pêssegos são ricos em vitaminas e ajudam a reduzir os níveis de colesterol e regenerar a pele. Dois pêssegos médios oferecem 76calorias.

Azeitonas
Se você procura por um petisco com poucas calorias, coma 20 azeitonas, pois elas são melhores e mais nutritivas do que batatas chips, proporcionando apenas 68calorias.

Mousse de Chocolate Light*
Mousse de chocolate é uma sobremesa comum. Doce e celestial. Se você está com vontade de comer mousse, você pode preparar esta deliciosa receita, pois ela é

light, tem apenas 50 calorias por porção e você não vai sentir nenhuma culpa.

*Receita de mousse de chocolate light
Rendimento – 4 porções
Ingredientes
- 40 g de chocolate meio amargo, picado
- 6 colheres (sopa) de leite desnatado
- 1 colher (chá) de gelatina em pó sem cor
- 2 colheres (chá) de adoçante dietético para forno e fogão
- 2 claras
Preparo:
Coloque o chocolate numa panela junto com duas colheres de leite e leve ao fogo em banho maria. Misture a gelatina com o restante do leite e deixe hidratar por um minuto. Junte a gelatina ao chocolate e mexa bem até derreter tudo. Retire do banho maria e acrescente o adoçante. Bata as claras em neve e misture-as delicadamente ao chocolate. Despeje em 4 taças e leve para gelar.

Morangos

Dezesseis unidades de morango têm 58 calorias. Então, se você tiver vontade de comer alguma coisa fora de hora, coma morangos, pois são ideais no verão.

Amoras

Estas frutas podem ser encontradas facilmente nos supermercados. Elas são doces e ricas em antioxidantes. Vinte amoras têm 48calorias.

Conclusão

Obrigado novamente por ter feito o download deste livro!

Espero que ele tenha ajudado você a compreender como a Dieta 5 por 2 funcionae ensinado a preparar novas receitas.

O próximo passo é ir ao supermercado e começar a fazer estas receitas incríveis.

Obrigado e boa sorte!